神经病可不是精神病

神经科医生
有话要说

复旦大学附属华山医院　神经内科主任医师

吴洵昳　著

吉林科学技术出版社

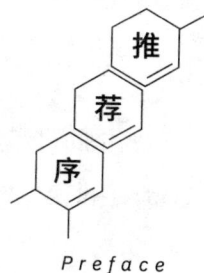

未见惯生死，
何以好好生活

〜〜〜

　　第一次见到 Sherine 医生洵，是在山城重庆一个炙热的夏天。虽然已经过去五年了，我依然清晰地记得她带给我的惊艳——穿着精致的西服，在一次全国神经内科学术会上，做大会主题发言。

　　她给我的第一感觉是很年轻、很漂亮。我甚至闭上眼睛，想象着她更有女人味的样子——袭一身长裙，行时风摆杨柳，袅袅娜娜；止时亭亭玉立，秋水蓄池。

　　于是我主动上前与她交流，虽然初次聊天稍显尴尬。

　　慢慢地，我与她熟悉，成为朋友，才知道她是上海复旦大学附属华山医院神经内科的副主任医师，中国抗癫痫协会青年委员会副主任委员。

　　五年的日子浑然不觉，现在，她已经晋升为上海复旦大学附属华山医院神经内科最年轻的主任医师。

　　大概在三年前，她告诉我，她要写一本关于神经内科常见病、多发病的医学科普书，用讲故事的方式，通俗易懂地向大众传递神经内科的医学知识。

　　我读着她断断续续发来的书稿，是一次又一次愉悦的体验。在不玩高深、不玩猎奇、不玩技巧的淘医生的笔触之下，是洗净心灵后的雨过天晴。

　　她平时工作很忙，写书时间多选择在晚上。碎片化的时间将碎片化的故事集结成册，写着别人的故事，流着自己的眼泪。

　　其实，科普是医生与大众沟通的另外一座桥梁，淘医生用她朴实而生动的文字，讲述疾病的来龙去脉，展示病人病情的残酷和医生救助病人的实情，让大众了解医生的仁心、仁术，还有无奈与不易。

　　是的，只有大众熟悉医生了，彼此之间才会多一份亲近和同情——建设某种"熟人社会"，是建立和谐医患关系的法宝之一。

　　"脑卒中"（cerebral stroke），我们习惯称之为"中风"，是一种急性脑血管疾病。这种疾病是由于脑部血管突然破裂或因血管阻塞导致血液不能流入大脑而引发的脑组织损伤，具有发病率高、死亡率高和致残率高的特点。据权威资料统计，脑卒中已经成为我国人群第一位死亡原因，也是中国成年人残疾的首要原因。绝大多数人对此知之甚少，因此，预防脑卒中显得尤为重要。

"失眠症"亦是困扰大众最常见的疾病之一，洵医生用她的鸡尾酒疗法为病人送去福音。莎士比亚说得好："舒服的睡眠才是自然给予人的温柔、令人想念的看护。"医生，何尝不是那份温柔和看护呢？

还有头痛、癫痫、脑炎等诸多神经内科疾病的诊疗故事，都被洵医生通过生动细腻的笔触娓娓道来。

见惯生死的医生才更懂得活着的意义。对生死毫无执念的人，是因为没有体验过真正绝望的别离。医生笔下的生命之花，尤为凄美。其实医生都有颗玻璃心，病人"走"了，心也碎了；每一片碎片的表面，都映照着缕缕逝去的香魂。

隆重推荐洵医生的新书。书卷多情似故人，晨昏忧乐每相亲！

成都下水道

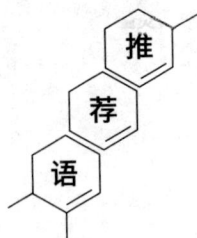

神经病可不是精神病，得了神经病可不是闹着玩的！让美女"神经病医生"带你走入神经病的世界。

——段涛（上海市第一妇婴保健院教授）

神经系统疾病距离我们每个人其实并不遥远，试问谁没有过头痛、失眠？学习相关的常识很有意义。更重要的是，相信读者通过阅读淘医生在本书中讲述的一个个鲜活故事，会更加爱惜身体，注意预防神经系统疾病。

——顾中一（知名营养师）

神经疾病是每个人都要面对的。所谓"开卷有益"，淘医生的这本书化繁为简、循序渐进地以一则则小故事为引子，深入浅出地为我们剖析神经系统疾病的奥秘，值得一读！

——姬十三（果壳网 CEO，分答创始人）

淘医生喜欢我的书，后来机缘巧合，我找她咨询病情。她是一个有情怀的美女，一个有资历的医生，深谙医道，并能够深入浅出。对于生命不能承受之种种，不吝分享，深得人心。

——王晴（知名作家）

淘医生用专业的知识和善良的心，以大家看得懂的语言来谈到底何谓"神经病"。多看几眼这本书，患者更加了解病情，常人也能获取知识！

——地主陆（著名媒体人）

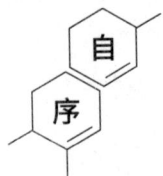

神经科
到底看的是什么病

曾经我的理想是做一名很牛的外科医生，就跟那部十分流行的美剧《实习医生格蕾》的女主角一样英姿飒爽、帅气逼人。

结果在进入医学院以后，我慢慢意识到"理想很丰满，现实很骨感"，理想与现实之间总是会有差距的。

我去外科轮转的时候，跟着带教老师上台，当时跟的第一台手术就是胰腺肿瘤切除手术。现在想来胰腺肿瘤是多大的手术啊，五六个小时就那么连续保持着一个姿势不动，站得我差点儿没背过气去！

记得那台手术是我们当时的外科老主任亲自操刀，眼看我的力气越来越小，老主任略带不满地一抬眼，正好瞄见我有气无力、飘然欲坠的模样，他摇摇头说："小姑娘，就你这体格，干我们外科不行啊！你看看你，脑袋都快掉到病人肚子里去了……"一席话引来在场所有医生善意的笑声，我赶紧强打精神铆足劲儿站直了，心里暗想：幸好是戴着口罩、帽子，他们才没有看到我的大红脸。

后来，我轮遍了普外、心外、泌外、胸外……有好几次在手术台上站得眼冒金星、冷汗淋漓，近乎休克。于是我幡然醒悟：我的身体素质确实不适合做外科医生。

"那就干干内科吧！"我对自己说。

很多人都劝我选择眼科或者皮肤科这样极具特色又十分适合女生的科室——工作量小、不累，而且经济效益也不错。但是不知道为什么，在我的潜意识里总觉得：做医生就应该选择大内科或者大外科，这样才有当医生的样子，眼科、皮肤科这种"花拳绣腿"的"小"科室怎么能有做医生的成就感呢？对于当初这个"荒谬"的想法，直到现在我都有那么一丝后悔。

于是乎再后来，我的理想又变成了做一名干练的心内科医生。外国医疗剧看多了，我就觉着里面的那些女医生穿件笔挺的白大褂，脖子上围个漂亮的听诊器，真是有范儿啊！

直到轮转实习的最后一个月，我来到了神经内科，遇到了一位在我人生之路上起了巨大指导作用的老师。当得知我正在为保送研究生选择专业苦恼时，他意味深长地说了一句至今都令我印象深刻的话——"你在复旦大学附属华山医院，为什么不考虑选择神经内科呢？难道你不知道'华山神内'在全中国的影响力吗？"就是这句话彻底改变了我的从业初衷。

　　说实话，当时我还真是没有仔细考虑过神经内科这个专业，对它的印象也仅仅停留于读书时那一本小且薄的《神经病学》教材，对于里面相当复杂的定位、定性论完全没有什么认识。实习两周，跟着上级医生查房，总见他变戏法似的从口袋里掏出榔头、叩诊锤、音叉等各式各样的玩意儿，为病人做着种种繁复的体检；听他们从病史询问到体格检查，层层深入，有如断案般抽丝剥茧地得出最终的诊断结论，慢慢地我也由感觉新奇到爱上了这样一个有趣而特殊的科室。

　　当我最后对父母说想选择神经内科作为自己未来的专业方向时，他们只是淡淡地说了一句："只要你觉得喜欢就行。"最终我在研究生志愿选择一栏里郑重地写下了"神经内科"几个字，由此也开启了我在"神经病"科室里苦并快乐着"神经兮兮"的人生！

　　很多朋友第一次见我，在得知我的职业是医生以后，总会习惯性地问一句："你是什么科的医生啊？看什么病？"以前，总觉得这样的一个问题对我而言比较难回答，因为一般人似乎不太可能完全理解神经内科是干什么的。后来被追问的次数多了，再遇上此类问题，我总是一脸坏笑着答道："我是神经科的，专门看神经病呗！"然后对方就会一脸诡异，故意拖长声音夸张地说："噢……神经病啊……"然后我常会继续追问一句："你知道神经科是看啥病的么？"然后得到的回答多半是不怀好意的讪笑："神经病嘛！"

对，的确是神经病。

其实神经疾病与精神疾病之间确实存在千丝万缕的联系，因为这两者都是由于神经系统出了问题，神经系统的中枢就像司令部（比如大脑）。我们业内有句玩笑话说："脑子有问题，不是神经病就是精神病。"但神经疾病与精神疾病又大有不同，**神经疾病多是大脑器质性的问题，也就是属于真的有病；而精神疾病则大多是大脑意识领域出了问题，也就是患者自己不认为自己有病，属于更高层面上的问题。**这些也是后来我在多年的临床实践过程中，慢慢琢磨出来的道理。

关于"神经病学的范畴到底是什么"的问题，我将在书中为大家逐一揭晓。

现在如果再有人问我是什么科的，我会昂起头大声地回答："我是学习脑科的！"国外有本科普书《大脑的奥秘》，写得很炫，卖得也很火——咱就是看大脑的，这回够酷了吧！

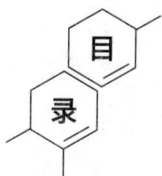

目
录

Contents

Chapter

01

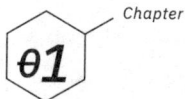

不能只是为了自己而活着：
脑炎，不能不说之殇

002　什么病容易夺去那些年轻、美丽的生命

感冒是诱因，疲劳是催化剂。神经科的很多疾病，不论是脑炎、多发性硬化还是脊髓炎、脑血管畸形破裂等，都与这两者密不可分，最易侵犯与剥夺那些年轻、美丽的生命。

014　脑炎，就好比是脑子得了一次重感冒

脑炎就是身体抵抗力低下的时候，病毒潜入了我们的"高级司令部"——大脑，引发一系列发生在脑部的炎症反应，就好比是脑子得了重感冒。一旦发生，后果极为严重……

Chapter

02

年轻并不代表就能够任性：
脑血管疾病不只是老年人的专利

028 年轻人也是会中风的

年轻人和老年人一样，既有可能发生脑梗死，也有可能发生脑出血，只是年轻人罹患脑血管疾病的主要原因与老年人有所不同。

036 女孩面对爱情一定要慎重——静脉窦血栓带来的危险

怀孕、妊娠、流产、口服避孕药物的女性容易产生颅内静脉窦血栓。

044 脑卒中也会找上年轻人

脑卒中并不是老年人的专利，相当一部分卒中性事件发生在青年人群中，原因更为复杂，治疗更棘手。我要对青年人说的是，年轻并不代表就能够任性，我们需要拥有并保持健康的生活方式。

Chapter

03

许多神经病，沾上了就是一辈子

054 "渐冻人"的痛你不懂

现在的我们终日里不是对着电脑就是拿着手机，每个人都觉得自己很忙、很累，缺乏运动甚至缺乏睡眠，这样的生活方式使得我们的身体不堪重负，于是产生了我们神经科所谓的"变性疾病"。

065 脱髓鞘性病变是道坎儿，
跨不过去就永远停在那里了

这种疾病可以一次又一次地发作，每次会造成不同部位的损害，患者就在这一次次频繁的缓解与复发当中变得逐渐衰弱，直到最后残疾，甚至死亡。

Chapter
04

对于癫痫，我们了解得太少

082 癫痫女性也能生育吗

并不是所有的癫痫患者都不适合生育，只要病情控制得理想，许多癫痫女性也能生出健康的宝宝。

091 折翼的小天使——为孩子看病

其实很多名人都患有癫痫，比如著名的画家凡·高、音乐家海顿、军事家拿破仑、科学家诺贝尔等。可能就是因为他们比常人多了那些异常放电，才使他们成了颇有造诣的一代名人吧！

100 癫痫发作并不只是"抽痉"那么简单

在很多人的常识里，癫痫发作都是要抽痉的，这种疾病在民间又叫"羊癫疯"。其实，很多患者癫痫发作时并不伴有抽搐。

109　癫痫患者应该怎么吃

癫痫患者的饮食并无特殊禁忌，主要应以清淡而富有营养的食物为宜，不推荐肥腻辛辣的食物，不可暴饮暴食。

Chapter

θ5

头痛很常见，痛起来真要命

120　让我们优雅地变老：偏头痛知多少

偏头痛的治疗应当重在预防。头痛发生时也可以通过饮咖啡、做按摩、冷热敷、针灸、理疗、生物反馈、认知行为疗法来缓解。

126　华佗不易做——什么是闹钟性头痛

此种头痛患者以男性居多，头痛的发作甚至会固定在每天的某个时间点，一般都是在下午，准确得像是上了发条的闹钟一样，每期发作一般要持续几个星期才会慢慢消退。

131　"阿凡达"走了，头痛和面瘫来了

许多男孩儿告诉我，头痛、面神经炎出现之前，他们都陪女朋友去电影院看了《阿凡达》。听闻此言，我忍俊不禁道："真心不知道这部著名大片还有导致面瘫的奇特功效！"

136 关于头痛的正确"打开方式"

曹操的头风，极有可能是头颅当中有诸如肿瘤之类的器质性病灶。若那时有磁共振之类的利器存在，极早发现曹君颅内的占位性病变，这位乱世枭雄也许能再领风骚数十年。

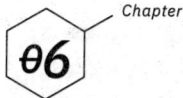

Chapter

06

神经系统特殊疾病知多少

148 毒品——特殊小脑病变的真正凶手

长期摄入海洛因会导致脑细胞发生空泡样变性，尤以小脑和大脑皮质的损害最为显著。

158 梅毒也会侵犯神经系统吗

梅毒可以通过性接触、血液或者间接接触等几种途径导致感染。最终都会侵犯到神经系统，从而引起脑、脊髓、周围神经等多个部位广泛受损，严重时甚至可能导致感染者死亡。

Chapter

07

睡眠障碍、焦虑、抑郁……
到底是神经病还是精神病

172 其实大家平时随口说的
"神经病"实际上是指"精神病"

常见的精神疾病有焦虑症、强迫症、抑郁症、精神分裂症等。
神经病属于器质性病变的范畴，而精神病多属于功能性疾病的
范畴。

175 睡不好是件相当普遍的事儿，
同时也是一件要命的事儿

失眠者应尽量避免白天小睡或午睡，减少白天卧床的时间，同
时在白天适度运动，夜晚按摩放松，以增强晚间的睡眠欲，另
外，还要调节饮食，根据不同的失眠症状来选择相应的药物。

182 神经病还是精神病

很多患者该去看精神科，却跑来神经科门诊求助。还有些患者
在和神经内科疾病做斗争时，会导致心理负担加重，出现各种
"心因性障碍"，这也就是从神经疾病向精神疾病的转换。

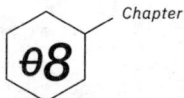

Chapter

08

神经科急诊室那点事儿

196 **什么是神经科急症**

不要以为只有突发心脏病、突发阑尾炎、车祸骨折之类才够资格看急诊。突发头痛、头晕、半边身子麻木、意识不清、抽搐不止、四肢无力等神经科的急症也是很多的。

208 **"西北风一刮，脑血管开花"**

我们医院有句俗语叫"西北风一刮，脑血管开花"，意思是说只要天气一转凉，脑血管容易痉挛收缩，各种脑梗死、脑出血等神经内科急症的患者就多了起来，多半都十分凶险。

Chapter

09

医生之殇

226 **照顾好自己才能救治更多病人**

没有一个医生工作不苦，神外医生的手术可以从清晨开始一直连着排到深夜；很多外科医生会打趣自己的工种是"蓝领"；我所认识的麻醉科医生每天都窝在手术室里过着"暗无天日"的生活……

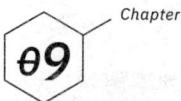

233 **为了我们的孩子，请尊重医生**

为什么越来越多的在职儿科医生选择了跳槽，而医学毕业生们愿意选择儿科的也越来越少？长此以往，以后由谁来为我们的孩子治疗？儿童的明天又当如何？这一系列疑问都值得我们所有人去深刻地反思。

239 **"疯牛病"**
——手术时一不小心就可能感染到自己

医生属于高危人群，每天与各式各样的患者打交道，与各式各样的疾病打交道，一不小心就有可能被传染。

Chapter

10

医生，如何面对患者
也是一门学问

252 **医生滥用同情心很危险**

做好医生该做的事，不要任由自己的同情心泛滥而去做些超乎医生职责的事情。

259 看病，找大医生还是小医生

选择大医生这件事情本身并没有错，医学属于经验科学，大医生们从业时间久了，经验积累丰富，自然容易获得患者信任。

Chapter
11

生还是死，
永远是医生面临的亘古不变的难题

276 如何说实话才能最大限度地减少伤害

作为一名医生，要适时地学会表达同理心，要学会设身处地地倾听。其实更多的时候，家属看重的，仅仅是医生的一种态度。

286 好死不如赖活着吗

医生终日面对的，是普通人往往最忌讳、最避之不及的"生与死"这个话题。从医这么多年，很多生命从我的身边经过，悄无声息地走了。其实一个人会得什么病，谁都说不准。作为患者，最悲哀之处在于患什么疾病由不得你自己选择。

Chapter

12

神经科女医生的无悔青春

296 做医生的本事之一就是睡觉不能睡得踏实

作为一名医生，睡觉千万不能睡得太踏实，要有能睡、能醒的本事。

314 我的人生观：凭着自己的良心干事儿

我一直认为，选择从事医生这个行业也就意味着，你不是奔着赚钱与发财那条致富之路去的，当你选择穿上白大褂的那一刻起，你就完全是在凭着自己的良心干事儿。

321 没有谁比谁更高贵，人生来都是平等的

其实你们不知道，除了和患者、病历、福尔马林消毒药水打交道以外，医生们的生活，各有各的精彩纷呈，各自充满了丰富而鲜明的人生色彩。

不能只是为了自己而活着：
脑炎，不能不说之殇

感冒是诱因，疲劳
是催化剂。神经科的很
多疾病，不论是脑炎、多发
性硬化还是脊髓炎、脑血管畸形
破裂等，都与这两者有着密不可分的关
系。而上述中枢神经疾病又犹如杀
手一般，最易侵犯与摧残那些
年轻、美丽的生命群体。

什么病容易夺去那些年轻、
美丽的生命

那年我 23 岁，刚刚进入复旦大学附属华山医院神经内科读研。

开始的几个星期，对于神经病学复杂的定向、定位、定性诊断完全摸不清思路，乃至被上级医生"夸奖"为"完全没有思路"。那时执业医师资格认定制度还没有出台，也还没有资格证书这种东西，研究生入科不久就要开始值班，3 个月以后统一像被赶鸭子似的分配到急诊。真心不知道那时还属于"完全没有临床思路"的我，是怎么扛下那一夜夜漫长的急诊、夜班的。

有一天（记得那是我第一次病房值班）临下班前，组里的同事差不多都走光了，我正在和会诊回来的师姐夜巡病房、查看交班记录，值班室的呼叫器响了。夜班护士小易在呼叫器里说："来了个病人。"

我问:"严重吗?"

小易回答:"还行,你自己过来看看吧!"

还没有独立收治病患经验的我,下意识地抬头看了看刚从外面跑完一圈儿会诊回来的师姐。她擦了擦脸颊边细小的汗珠,对我淡淡地说了句:"走吧。"

34号病床边坐着两个安静的年轻人——一个高瘦白净的男孩儿和一个文弱秀气的女孩儿。见我们走近,女孩儿把急诊室病历递了过来:"医生,他是病人。"

我看了一眼病历首页,上面写着年龄是28岁。职业一栏填着"中国科学院脑科学研究所博士"。看到这几个字,一股崇敬之情在我心中油然而生,中科院一直是我想象中高手林立、秩序井然的神圣宝地,"做一名伟大的科学家"也是我从小时候起就常常挂在嘴边,却又遥不可及的崇高理想之一。

见师姐使了个"你先上"的眼色,我就开始询问男孩儿小亮(文中出现病人均为化名)的病情。女孩儿是小亮的女朋友,她说他前一阵刚刚做完实验研究,写完毕业论文。研究的结果很理想,论文也写得很漂亮,其中部分研究成果还引起了中科院领导的关注,并被推荐去申报了奖项。小亮也因此获得了导师的青睐,并被推荐毕业以后继续留在中科院脑科所工作。女孩儿是生物工程专业硕士毕业,也刚在上海找到了一份工作,如果顺利,他们俩打算在不久之后携手步入婚姻的殿堂。人生的航船正在扬帆,一切似乎都在顺利地进行着,未来在他们的憧憬之中慢慢变得明晰、美好起来。

可能是之前那段时间太拼命，在接连得到这么多好消息后，轻松下来的小亮反而激动得几天几夜都无法入睡。"那天是周末，他们所里还组织了球赛，"女孩儿说，"我让他歇歇别去了，结果他还是去了，他说自己是球队的主力。那天下午下了场大雨，估计他是淋坏了。"

淋雨回来的小亮觉得头痛，起初以为是感冒，吃了点儿药，并没有太在意。可是第二天早上醒来，小亮感觉头痛得更厉害了，眼睛看东西也出现了重影。一量体温，竟然烧到了 39℃，然后就被女朋友逼着来看病。

一直以来小亮都十分优秀。他来自北方的一个小县城，从小学到中学，从中学到大学，再到中科院，总是很努力，也一直都是父母和家人的骄傲。他的家境并不算富裕，父母用微薄的工资支持着他一路读到了博士。

"等我工作了，一定要好好孝敬我爸妈。"小亮笑着说。他的声音有些嘶哑，笑起来显得有点儿吃力，面颊部明显不对称。

"吃东西呛么？"我问。

"有点儿吧。"小亮说。

之后在师姐的指导下，我给他做了详细的体格检查，嘱咐小亮躺下休息，又安慰了两个年轻人几句，便打算和师姐一道回去写病历。

这时，女孩儿问我："他的病要紧吗？"

"没事儿，我们这儿的神经科是最好的，你要有信心。"我冲她做了个"加油"的手势。

"谢谢！"女孩儿笑了。

回到值班室已经是下午5点40分了，师姐开始忙活着打电话订外卖，说是第一次和我搭班，要请我吃饭。见我皱着眉、咬着笔杆在病历纸上胡乱写画着，师姐便问我对小亮病情的看法。我说："貌似不太好办。"

"怎么个不好办？"

"视物模糊、面瘫、构音障碍，疑似出现病理反射，从体征上看范围很广，又全在脑干，整个发病过程很急，又发热又头痛，像是炎症。"

虽然是第一次分析这么棘手的病例，在师姐面前，我还是笃定而积极地表述了看法。

"分析得不错啊，"师姐乐了，"一会儿咱先吃饭，吃完了准备挑灯夜战！"

"好！"

我们俩摊开送来的外卖开始狂吃，填饱肚子后又一起在灯下讨论着病例，直到深夜。

第二天早上查房时，上级医生为小亮定下了脑干脑炎的初步诊断。听到我景仰的主治医生黄老师说出和我在病历里相似的定位、定性诊断结果，我高兴地冲师姐眨了眨眼。现在的我属于略有思路，而不再是完全没有思路了。

治疗方面，黄老师打算给小亮用小剂量的激素，再辅以丙种球蛋白冲击疗法。查房结束后，黄老师让我和病人及家属谈谈丙种球蛋白的问题。

我对女孩儿说："丙种球蛋白很贵。"

她问："要多少钱？效果好吗？"

"一个疗程 2 万左右吧！丙种球蛋白的效果，会因个人体质的不同而有所差异。"我实事求是地说，"激素马上就可以用，但是你最好先问问他爸妈的意见。"

下午查房，女孩儿拉我到一边儿说："小亮爸妈说了，只要能治好他的病，花多少钱都行。"

"好，明天就给他用药。"我说。

她轻轻说了声"好的"，末了又说："你们要是有啥好药都给他用上吧，他爸妈就这么一个儿子，再穷也会救他的。"

后面几天，也许是丙种球蛋白和激素加脱水剂起了点儿作用，小亮的头痛和发热症状有了些缓解。但是头颅 MRI（磁共振成像）结果显示，脑干上有些许异常信号。

"没错，应该是脑干脑炎。"黄老师胸有成竹。

我悄悄来到 34 号病床边，问小亮感觉怎样。

"好点儿了。"他笑着说。但是我觉得他的笑容似乎更僵硬了些。

"好好休息。"我安慰他说。

第五天早上查房，小亮说眼睛不舒服，我为他做了体格检查，发现他的眼球固定了。下午他女朋友跑来说，小亮感觉胸闷，透不过气。血气分析提示氧分压下降，师姐说："复查个片子吧！"

复查结果显示脑干上高信号的东西变多了，如点点雪花一般。

"会不会是渗血？"我问。

黄老师嘱咐："明天把激素停了吧！"

那天夜班的护士又是小易，我嘱咐她，要是小亮有什么变化，及时发消息给我。晚上11点多钟，小易给我发来了短信："小亮突然血氧饱和度下降，意识不清，已插管。"

第六天查房的时候，小亮已经插着气管昏迷不醒了。女孩儿眼圈红红地说："昨天晚上一下子就不好了。"望着病床上戴着呼吸机，胸廓随着机器频率规律起伏着的小亮，望着他那苍白的脸，我也很难过，但又不知道该怎样去安慰面前这个无助的女孩儿。

"告诉他父母了吗？"我问。

"嗯，他们下午应该就会赶来的。"她哽咽着说。

当天下午6点，小亮的父母赶了来，我向他们仔细说明了病情。这对老实本分的老人抹着眼泪说："医生，你们看吧，该咋样就咋样，俺们也不懂。"那时我忽然觉得，之前我对小亮女朋友说的"没事，我们这儿的神经科是最好的"那句话，好像说得太乐观，也太早了。

后来，多年的实践经验告诉我：作为一名身处临床一线的医生，永远都不要对你经手病人的病情进展表现得过于自信，而应当时刻注意各种潜藏的、可能的风险。

又过了几日，已经做了气管切开的小亮体温仍然在一路飙升，各种抗生素好像在他身上都失去了效果。小亮的父母话不多，一直都很沉默。

黄老师分析："脑干脑炎往往要比普通的脑炎更加凶险。脑干体积虽然小，但却是整个大脑的中枢司令部，容不得半点儿差池。"

这让我想起大学邻班的一个男生小赵，他是一个很优秀的小伙子，和小亮一样努力，成绩优异。他是我们年级的学生会干事，总是很热心地为同学们服务。毕业前夕，学校组织文艺会演，他去帮忙搭建场地，却不小心从新搭的舞台架上摔了下来。当时，他是后脑勺先着地，据说拍了片子显示的是"脑干挫裂伤"。虽然他当即就被送去中山医院抢救，但是没过几天就去世了。

追悼会上，他妈妈好几次哭得昏了过去。我们看着他平日里帅气、白净，如今却水肿不堪的面庞，也都泣不成声。那是我第一次参加同龄人的葬礼，而且是曾经那样熟悉的、在我的生活里真实存在过的人。这让我深刻感受到了比参加老年人葬礼来得更加真切的悲痛。

从那时起，我就深刻地明白了"脑干"这个词汇所代表的意义有多重大。看着眼前毫无反应的小亮，再一次证实了"脑干病变"是一个多么严肃而残酷的词汇。

小亮最终还是没能挺过去，在又坚持了几日以后的一个凌晨，他那颗年轻的心脏停止了跳动。他的母亲和女朋友泣不成声，而他的老父亲在一边默不作声。沉默半晌，他抬头询问黄老师关于小亮的病因以及他的去世，有没有一个最终明确的定论。

黄老师出去打了个电话回来，问小亮的父亲愿不愿意做尸检。如果愿意，神经病理科主任同意亲自给小亮做局部脑组织的病理解剖。由于小亮的病情比较特殊，要想知道他的脑组织具体发生了什么样的变化，只有病理结果可以为最终的诊断提供依据。若干年前的医患关系不像现在这般势如水火，我记得小亮老实本分的父母商量以后，签字同意了黄老师的尸检建议。

于是第二天，我和师姐跟着黄老师一起去到了神经病理室。我们默默地站成一排，在那里安静地看着解剖教研室请来的老师先做解剖。他用戴着手套的双手小心翼翼地取出小亮的脑组织，再由病理科主任仔细地做薄层切片。解剖专用手术刀一层层地切割着那白花花的脑叶，一直切到脑干的部位开始显现出大片的暗红色出血点。从左侧脑桥至延髓锥体部位，广泛呈现出连续出血性坏死病灶。

"问题应该就在这里了。"病理科主任回头对黄老师说。

黄老师点了下头说："继续做石蜡包埋和染色固定吧！"

听着他们的对话，我感觉我的心随着手术刀的起落变得越来越沉重。那一刀刀仿佛是切在我的心上一般，脑海里不停地思考着同一个问题：这难道真的就是那个年轻博士的脑子么？潜意识里我很难将眼前这堆毫无生命力的组织结构，与那个曾经鲜活的男孩儿的身影联系在一起。

这样想着，我感觉自己的眼眶湿润了。说实话，我打心眼儿里不能接受我的患者在前途一片光明的花样年华里，生命就这样猝然终止了。我偷偷看了一眼师姐，发现她的眼角也是湿湿的。后来小亮的遗体被送去火化，他的父母自始至终也没有再多说什么，而我职业生涯的第一个病例，就这样永远地、深刻地镌进了我的记忆里。

小亮属于典型的"凤凰男"，是家里的独子，是那个并不富裕的家庭获得幸福快乐的唯一希望。且不说培育一个优秀的孩子所需要付出的艰辛以及白发人送黑发人的那种苦痛，他父母那样的年纪也早已过了最佳的生育年龄，不可能再生一个孩子来弥补丧子之痛。那么，小亮父母的晚年将由谁来照料？老两口又将如何摆脱老年丧子的痛苦？

记得当年参加完小赵同学的追悼会以后，我听说他妈妈后来得了严重的抑郁症与妄想症。很长一段时间里，只要家里门铃一响，她便欢天喜地，以为是她儿子回来了。每次都是小赵的爸爸拿了儿子的死亡证明书出来，她才肯相信她儿子是真的走了——免不了又是失声痛哭。

这样的故事很残酷，也很真实，真实地提醒着所有的年轻人。每个人都有权利按照自己的意愿去过想要的生活，借用一句时髦的话来说就是"活在当下就好"。但医生的视角大多比较保守，在我看来，**生命只有一次，我们不只是为了自己而活着，我们肩负更多的，是家人的关爱、家庭的责任和社会的使命。**一旦你身上发生了什么，对于整个家庭的摧毁力往往是致命的，并且是无法弥补的。这也是所有独生子女家庭享受轻松的同时，必须要面对的一个现实。

记得在小亮的状况不太好了以后，隔壁床位的病人家属曾经议论过小亮的女朋友。在他们看来，小亮走得那么干脆，对于女孩儿来说反倒是件好事。在女孩儿妈妈过来看望小亮时，有一位老太太甚至直截了当地对她说："还好你女儿没有跟他领证哦……"潜台词就是："万一领了证，合法了，他一走，你女儿就变成了寡妇；他们俩没有领证，只是男女朋友，这样没关系，至少你女儿未婚……"

女孩儿的妈妈没有说话，但从她的眼神里我看出她是赞成老太太的话的。这不是说为了女儿，她变得残忍了，而是在面对这样的生死选择时，她必须自私。如果小亮保住一条命，但留下很严重的后遗症，我相信她一样会劝女儿和他分手。道理很简单，因为她也只有这么一个女儿，做父母的都希望自己的孩子幸福，而不是一辈子背着"包袱"过日子。

直到现在，每每想起小亮，我总是会语重心长地劝诫我的师弟们和患者们："千万不能去淋雨，也千万不要过度疲劳。"

你可能会奇怪，为什么我只劝师弟呢？因为男生在这方面大多比较马虎随意些，不太懂得照顾与爱惜自己。**感冒是诱因，疲劳是催化剂。神经科的很多疾病，不论是脑炎、多发性硬化还是脊髓炎、脑血管畸形破裂等，都与这两者有着密不可分的关系。**而上述中枢神经疾病又犹如杀手一般，最易侵犯与剥夺那些年轻、美丽的生命。

因此，不论是男生还是女生，都要懂得爱惜自己的身体。**事业固然重要，但是如果失去了健康，也就意味着你丧失了奋斗的根本。**

2011 年，普华永道会计师事务所一名 25 岁的女硕士，因为长期工作强度大、免疫力低下，引发了急性脑膜炎（这一事件曾经轰动一时），在外院治疗病情恶化后转至我们医院，最终因为发生弥散性血管内凝血（DIC）[1]，抢救无效去世。这个病例也很好地证明了这一点。

年轻人是应当去努力拼搏，但是在拼搏的过程中，要懂得分辨身体发出的各种警示信号。如果我们忽视了身体提出的抗议，造成过度负荷，最终就有可能导致悲剧的发生。

1　是指在毛细血管、小动脉、小静脉内广泛纤维蛋白沉积和血小板聚集，形成广泛的微血栓，会产生休克、出血、栓塞、溶血等临床表现。

2011 年 4 月 22 日，我在微博里为那个女孩儿写了下面这段话：

　　都说女孩子像花，可是要成长为他人所欣赏的"优雅知性之花"，背后付出的却是巨大的代价！鲜花很美丽，但也极易凋零，所以女孩子一定要善待自己。如果她们不幸在本应怒放的年龄凋谢了，留给身边人的只有长久的悲恸与永远也无法磨灭的回忆。

脑炎，
就好比是脑子得了一次重感冒

老詹 50 多岁，是某法庭的庭长。在他成为我的病人之前，我并不清楚他的身份，也不知道"庭长"这个头衔代表什么。后来我一直开玩笑说他是我从急诊室里"捡"回来的，为什么这么说？这是因为他当时病得很重，也是缘分使然。

老詹是在地铁里突然发病的。据他爱人事后回忆，他生病前正好接手了几宗案子，主持了好几场审判，通宵达旦地分析案情。发病那天早上，他就觉得有些头痛，但还是因为公诉人的事情在大中午去搭乘地铁。结果，他在候车大厅里直挺挺地倒了下去，接着就出现连续的抽搐、意识不清、双眼上翻等症状。旁边的好心人急忙拨打 120，叫来救护车把他送到我们医院急诊室。

值班医生初步判断他是癫痫后，赶紧给他开放了静脉通路，并使用镇静药物止惊、补液。虽然抽搐的状况得到了缓解，但老詹还是处于神志不清的状态。

那天师姐正好去急诊室巡房，看到老詹的情形就给我打了电话："有一个蛮有挑战性的病例，你接不接？"

我说："接！"

后来我对老詹讲，那天我就像"捡"了个无名氏一样。因为我们是联系了 110，辗转多次才寻找到他爱人的。

老詹笑了："知道是无名氏你也敢接啊，不怕我赖上你们么？"

我说："不怕。"

因为**对于医生这个特殊的职业来讲，只有人的生命才是最重要的**。任何情况下，医院都会启动各种紧急预案来首先满足抢救患者生命的需要。

从急诊室转到重症监护病房的老詹仍然处于昏迷中，我们马上安排各项检查。当天加急做出来的脑电图结果显示：脑部呈现全面性慢波活动，没有正常人应该有的 α 节律。这种情况下，应该是大脑皮质广泛受损了。

我说："与之前那个脑干炎症的诱因相似，这大概又是一例疲劳后诱发脑炎的病例。"

师姐赞许地点头："可能性很大啊！"

脑部炎症变化太快，有了小亮的事例在先，我们都不敢掉以轻心，立即安排进一步的腰椎穿刺术（简称腰穿）[1] 及 CT 检查。好在后来各项脑脊液培养结果显示，除病毒抗体呈现阳性反应外，其他没有什么特别的提示，CT 显示脑组织略微显得饱满些。

"没有特殊病原体的感染指标，那就先考虑抗病毒治疗吧，抗病毒、抗细菌的一块儿上，"黄老师说，"别忘了还要加点儿脱水剂，还有用点儿止惊厥的药。"

我说："好！"

随后的几天，老詹的情形似乎稳定了一点儿，没有再出现全身抽搐的情况，人也似乎恢复了一些意识。老詹的责任护士是小易，是个年轻可爱的姑娘，平时跟我们说话总是温文尔雅的样子，做本职工作的时候也尽职尽责。重症监护室要求护士随时记录病人的基本情况与各项生命指标，我进去看老詹的时候，小易正在本子上记录着心电监护仪上显示的各项数值。

"这几天下午都有好多人来看他，"小易神秘地冲我挤挤眼，"身份确认过啦，据说还是个庭长呢！"

打那以后我才知道，原来法庭的"庭长"算是一个不小的官职。

看着在病床上显得略有些烦躁的老詹，我问小易："情况好

1　主要为了排查中枢神经系统感染或者肿瘤性疾病，在神经内科属于应用非常
　　广泛的一种检查手段。

些了吗？"

"嗯，这两天镇静药物慢慢撤除以后，有点儿清醒过来了。"

"那就好。"

那天下午老詹的爱人来，我告诉她老詹貌似清醒一点儿了，他爱人说："是啊，会睁眼了，但是我感觉他好像不太认识我。"

我安慰她："慢慢来，脑部组织这种高级结构发生的炎性感染，其恢复是一个渐进的过程。"

当天晚上是我值班，当我正抽空在服务站整理成堆的化验单时，监护室里突然传来一阵躁动与喊叫。小易出来对我说："是老詹！"

我赶去一看，见老詹圆睁着双眼，两只手拼命地向空中挥舞，两腿用力蹬着，像是想要努力挣脱护工对他采取的保护性约束。小易细心地帮他擦拭着额前渗出的豆大汗珠。他转过头高声大叫着："你们放开我，让我出去！"

我靠近床边问他："老詹，你想要去哪里？"

他眼神空洞地看着天花板说："我要去开庭，他们都等着我呢！"

接下来的几天，老詹一直处于这种时而狂躁、时而淡漠的状态，个头儿高大的他有时激动起来需要几个护士一起才能把他控制住。黄老师分析老詹的病情说："之前的抽搐已经基本控制住，他现在进入到精神障碍这一期了，并且反应十分明显。不过大家不要害怕，从以往的经验来看，吵得越厉害的病人，就越预示着快要恢复了。"

临床中观察脑炎的病例，神经科医生似乎总爱对那些吵得厉害的患者抱以乐观态度。因为在我们看来，**吵得厉害的患者往往要比神情表现淡漠的患者好转势头来得快**。这也算是从具体实践中琢磨出来的经验吧。

很多人可能会觉得奇怪，明明是讲神经病，怎么也会出现和精神病类似的症状呢？其实，**精神障碍往往是脑炎病人十分常见的并发症之一，这也是神经科与精神科之间存在着密切联系的一个很好的佐证**。正所谓神经、精神不分家，神经活动与精神活动的中心部位都是大脑。

像老詹这样在脑炎等神经系统疾病基础上出现的精神症状，用我们的医学专业术语来描述，就属于脑"器质性精神障碍"。这类患者也会出现如谵妄、易激惹、人格改变、错觉幻觉、思维行为紊乱等一系列与"功能性精神障碍"——也就是俗话说的"精神病"极其类似的临床表现。

因此，作为一名神经科医生，在日常工作中我们也十分善于应用抗精神病类药物。比如针对老詹的病情，经过仔细讨论，我们决定给他加用适量的抗精分（精神分裂症）药物——奥氮平。

奥氮平是一种多受体阻断作用类的新型抗精神病药物，在临床上多用于急性激越、躁狂、暴力攻击性行为以及双相障碍[1]等症状的治疗。

加药以后，老詹的躁动情况仍然有些反复。由于儿子常年在国外，只有老詹的爱人一直在监护室外守候着。我们劝她回去休息一下，她揉揉熬红的眼睛说："我坐在这儿挺好的，万一你们有事儿找我呢。"

面对她，我还是说了那句话："治病是有一个过程的，是需要时间的，你坚持一下，再坚持一下就好了。"

不知道是我安慰老詹爱人的那句话起了作用，还是药物慢慢开始发挥了效力，总之老詹真的渐渐好起来了，不再像从前那样突然情绪失控、大吼大叫，逐渐恢复到平静的状态。再后来他开始能够听懂我们的问话，也可以按照我们的医嘱做些闭目、张嘴、伸手等简单动作。他的爱人也开始从家里给他带些自己做的饭食，为他补充点儿营养。只是他的脑功能似乎受到些损伤，听力出现了问题，经常需要我们大声地和他说话才听得到。

有一天，小易跟老詹开玩笑，问他："老詹，还记得那天半夜你吵着要去开庭的事儿吗？"老詹笑了，说自己没什么印象，好像是回答医生问话来着——这属于条件反射，大概是一种职

---

[1] 双相障碍属于心境障碍的一种类型，指既有躁狂发作又有抑郁发作的一类疾病。

业病。

我对他竖起了大拇指说："您真是好样的，病得那么重，想的还都是工作。"

老詹逐渐好转之后，我和他的交流也增多起来。除了每次需要大声和他讲话之外，我觉得老詹基本属于一个有趣的高个子老人，十分健谈，也十分幽默。他总是不屑于我把他归入老年人的行列，说经过这场大病，自己决定早一点儿退休。他要花更多的精力，更好地保养自己的身体。老詹还跟我说他在法庭上主持开庭的时候是何等庄严、何等神气，以及在平时的工作中看得出来许多下属都很怕他——"特别是刚参加工作的小姑娘。"

我跟他说像我这样的"小姑娘"就不会怕他，他笑着说那是因为他的命都是我"捡"回来的。

的确，我们医生眼里所见的只是一个个"病人"而已，不论他曾经多么位高权重，也不论他曾经怎样体面光鲜，我们所能看到的都只是他们最脆弱、最无助的那个瞬间。

我"捡"到了老詹，这就是缘分。其实，人与人之间是讲究缘分的，医患关系本身也是一种缘分。作为医生，我们要尽最大的努力去理解、体谅患者的痛苦；作为患者也应当尽力尝试着更好地与医生进行沟通，以便医生更加充分地了解如何解除他的痛苦。有缘分的医生与患者就是通过一次次的交流逐渐成了朋友。

目前，医患关系日渐紧张，作为医生，我们要考虑的是，如何在这样的大环境下改善医生与患者之间的矛盾，如何建立起与患者之间积极有效的沟通机制。在我看来，最主要的还是靠"用心"，即**医者要会说，患者要会听，毕竟人是讲究沟通与感情的物种**。

黄老师时常对我们说的一句话就是，"要相信这个世界上还是好人多"。医闹，蛮不讲理之人确实存在，但是我相信大部分来医院看病的患者及家属都是本分人。他们来医院大多是抱着解除病痛、恢复健康的愿望，而我们则是他们实现愿望唯一所能求助的人。作为医者，你是否用心对待你的患者，他们能够感受并体会得到。

我一直强调，真正的医者都有良心，不会拿患者的生命开玩笑，也不会靠着患者的苦痛发昧心财，尤其是在正规三甲医院经过严格培训锻炼出来的医生。自己经手的患者能够康复，在出院回家的时候能够说一声"谢谢"，在医生看来就是最大的满足与快乐！

我认为，医生与患者之间的关系，应当是建立在彼此信任、彼此温暖、彼此给予信心与信念基础上的，就像我和老詹一家子一样。

后来，我和老詹成了忘年交，现在我们还会时常通过短信与邮件保持联系。有天他路过医院还特意带了盒蛋糕给我吃，他说自己一直把我当成曾经救过他一命的、不平凡的小丫头。他的这番评价让我觉得自己好像是一个行侠仗义、悬壶济世的女侠客，让我不禁有些小小的得意。我问他最近感觉怎样，他说还不错，还说过些日子要找一处清静的地方休养一阵子，他爱人会放下工作陪他一起去。

老詹还问我脑炎到底是一种什么样的疾病，说他上网查过，网上说得很严重，而且以后随时可能会复发，所以他有些害怕。我说，**脑炎就是身体免疫力低下的时候，病毒或细菌潜入了我们的"高级司令部"——大脑，引发一系列发生在脑部的炎症反应，说得通俗一点儿就好比是脑子得了一次重感冒。**

"幸好只是病毒，"我笑着对他说，"如果是真菌、结核或者其他并发感染，后果更加严重。"我又劝他以后要多注意休息。

各种生物原性的致病因子，包括细菌、真菌、病毒、结核、寄生虫、螺旋体等，在人体免疫力比较低的时候都有可能乘虚而入，侵犯脑组织或者是脑膜等结构，引起脑炎或者是脑膜炎等中枢神经系统的病变。老詹脑炎的致病原因有很大可能是病毒感染，炎症反应又是发生在大脑皮层，因为整个大脑皮层的范围很广，即使局部产生炎性反应，还有其他部分代偿[1]，所以预后[2]相对较好。

而小亮的感染主要反应在脑干。脑干地方小，但重要的神

1　指某些器官因疾病受损后，机体调动未受损部分和有关的器官、组织或细胞来替代或补偿其代谢和功能，使体内建立新的平衡的过程。

2　预测疾病的可能病程和结局。

经结构分布多，损害之后结果就会很严重。对于老詹来说，这也算是不幸中的万幸了吧，不过我没有打算跟老詹说小亮的事，怕他伤心。

那天晚上我在日记里写道：

　　作为一名神经科医生，我感到最骄傲的就是能够应用自己的经验，从患者提供的病史中去捕捉蛛丝马迹，通过定位、定性，像一名侦探一样对病情进行抽丝剥茧的分析，最终做出准确的判断，然后正确运用已有的医疗手段，尽最大努力让患者得以康复。行医用药是一门技术，更是一门艺术。通过合理调整药物，能让患者一天一天变得好起来，尤其是那些重症患者。看到他们经过我的诊治而康复，是我作为医生最大的幸福。

神经科医生的话

　　脑炎是指由于病毒、细菌及其他病原微生物感染了脑实质以后所引起的弥漫性炎症疾病，重症患者可能出现昏迷甚至死亡。在所有的脑炎当中，以病毒性脑炎最为常见，其中又以疱疹病毒感染居多。与人类有关的疱疹病毒主要包括单纯疱疹病毒、水痘－带状疱疹病毒、巨细胞病毒以及 EB 病毒。它们常常在机体免疫力下降的时候侵入脑部，引起脑组织水肿、软化，甚至发生出血性坏死。

　　脑炎往往呈现急性起病过程，前驱期可能有呼吸道感染、发热、畏光、全身乏力、头痛、肌肉疼痛、食欲减退、腹泻呕吐等非特殊性全身感染中毒症状，以及轻度的行为、精神或性格改变，在症状持续一天到数天以后，开始出现神经精神症状。

　　不同类型的病毒性脑炎临床表现轻重差异很大，表现形式也有很大不同，主要的临床表现包括：

　　1. 出现症状性癫痫。 临床上可见到患者出现突然跌倒后抽搐发作，随后意识丧失。数次抽搐发作之后意识逐步清醒；或者连续多次发作，持续意识不清，伴发昏迷。重症患者可能发生癫痫持续状态，并且因为继发了颅内压力的增高，出现脑疝而导致死亡。癫痫发作频率随病情严重程度与治疗经过不同而有差异。

2. 出现精神症状，表现形式多无固定模式，幻觉丰富。幻嗅，即闻到异常气味；幻视，即看到不存在的事物，呼喊别人的名字，无目的地和不存在的对象讲话，大吵大闹，打人骂人。这些行为均十分常见。多数精神症状丰富的患者可能并不伴有肢体瘫痪。

3. 其他神经系统体征还包括：颈项强直、失语（讲不出话）、眼球同向凝视、双侧瞳孔不等大、偏瘫、偏盲、肌张力增高、腱反射亢进和病理反射阳性等。伴发脑干受损的患者还可能出现颅神经麻痹，如眼球联合运动障碍[1]、外展神经麻痹[2]和共济失调[3]等。

脑炎的治疗主要以对症支持治疗为主，如建议患者卧床休息、降低体温和加强营养支持，头痛者可以使用镇痛药物，有癫痫发作者需要积极应用抗癫痫药物控制发作，注意维持水及电解质平衡，对症处理颅内压的增高，同时予以抗休克治疗。

1　眼球不能看向同一个方向，出现不共轭。

2　外直肌麻痹引起的眼球活动障碍，或双侧的外展神经麻痹。

3　由于小脑、前庭迷路系统、深感觉区等部位发生病变，导致协调作用障碍，称为共济失调现象。

　　另外，针对病原学（专门研究疾病形成原因的学科）因素，如为细菌感染者需要对症选择青霉素与头孢菌素等抗生素；如为病毒感染者要用更昔洛韦等抗病毒药物；如确诊为结核或是真菌感染者则需对应予以异烟肼、利福平等抗结核药物或两性霉素等抗真菌类药物；如脑水肿严重的重症患者，在积极使用针对病原菌药物的情况下，如无特别禁忌，可以考虑予以小剂量激素治疗。

　　值得注意的是，发生在脑部的炎症属于神经内科常见重症疾患，一旦发生，后果较为严重。约有半数患者可能会残留类似于癫痫发作、精神异常或者是认知功能损害等后遗症。因此，我们需要通过增强免疫力，避免过度劳累等手段来积极地预防此类疾病的发生。

Chapter 02

年轻并不代表就能够任性：脑血管疾病不只是老年人的专利

脑卒中并不是老年人的专利，相当一部分卒中性事件发生在青年人群中，并且青年人发生脑卒中的原因更为复杂，治疗更为棘手。我要对青年人说的是，年轻并不代表就能够任性，我们需要拥有并保持健康的生活方式，否则稍有不慎，疾病就会不期而至。

年轻人也是会中风的

$$\wedge\!\!\wedge$$

在所有的神经科急症里，脑血管意外的发生率相当高。

一提起脑血管疾病，普通人总会把它当作一种老年性疾病，认为这类疾病大多和那些七八十岁的老头儿、老太太有关，就像高血压、高血糖、高脂血症等基础性疾病，往往是老年群体发生脑血管意外的重要危险诱因。

这些属于一般人的认知。在此，我要郑重提醒大家注意：**年轻人也是会中风的！**

这一章，我主要想谈谈发生在青年人群的脑卒中[1]。

年轻人和老年人一样，既有可能发生脑梗死，也有可能发

1　中风的学名。是一种突然起病的脑血液循环障碍性疾病。

生脑出血，只是年轻人罹患脑血管疾病的主要原因与老年人有所不同。我要说的第一大类病因学基础就是先天性脑血管发育畸形。

前面说过，进入神经科的第三个月我就如愿以偿地被"赶鸭子上架"，进入急诊室了。到了急诊室我才体会到"急"这个字所代表的含义——在那里走路基本都是用跑的。因为病人情况说变就变，作为急诊室医生，我们总是恨不能立时即刻飞奔到病人床前，忙碌起来根本连饭都来不及吃一口，更不敢喝水，因为怕没空上厕所。

记得到急诊室之后不久的某个夜里，我和我的心内科同学珊儿一起搭班。午夜12点左右，忙活了大半天的两个人正准备在急诊室大堂舒展一下筋骨，结果刚伸了个懒腰就被前台护士燕子拖到了门外。

"喏，两辆车同时来的，你俩一人接一个。"负责挂号的燕子指着门外一左一右两辆救护车冲我们说。救护车顶的警示灯幽幽地泛着蓝光，在夜色中显得分外刺眼。

两副担架抬下来一男一女两个病人，看着都是20岁出头的年纪，后面跟着两个焦急的、瞧着像是母亲模样的女人。

"什么情况？"我站在室外的冷空气中使劲儿吸了吸鼻子。

"那女孩儿说是晚上回到家里正洗澡的时候摔倒了，然后就叫不醒了，估计是心脏问题；另一个男孩儿说是突然头痛得厉害。"跟车来的救护员对我们说。

珊儿二话不说抓起听诊器、血压计先去看那个洗澡时摔倒的姑娘，我就过去问那个头痛、烦躁男孩儿的病史。

男孩儿叫小林，是从外地来到上海舅舅这边打工的。他是在晚上睡觉时突然发生的头痛，痛得像要裂开似的，想起来找止痛药吃，结果就吐了一地，把他母亲吓得不轻。

看着小林面容煞白、神情淡漠的样子，我用手电筒照了照他的瞳孔——等大，对光反应存在。我又试着掰了下他的脖子，略微有些颈部抵抗。被我掰了一下，小林脸上显现出难受的表情，转过头去又开始一阵呕吐。我的脑子里迅速闪过一种疾病的名称，赶紧对救护员徐哥说："送去 CT 室吧，扫个片子再说。"

开完单子，听见燕子在外面的喇叭里高声喊着"抢救室开门"，急诊室负责接病人的师傅正推着一台推床从我的诊室门前飞奔而过。我跟过去一看，抢救室的门开着一条缝，个头儿不高的珊儿正在里面卷起袖管、跳上踏脚凳、摆好架势准备开始做胸外按压。燕子拍拍我的肩膀说："那个洗澡时摔倒的姑娘已经测不出心跳了。"

等待 CT 结果的间隙，我给小林开了静脉补液，缓解他的头痛。

小林的母亲对我说："医生，能不能用点儿不太贵的药，俺们家没啥钱。"

我问:"之前有过头痛吗?"

他母亲说:"有过几次吧,每次他自己胡乱吃点儿散利痛什么的就好了,我也就没太在意。这次可能是这两天工地上活儿重,累着了。"

CT 结果和我预想的一样,大脑基底池外侧裂和后纵裂池都呈现弥散性高密度影,报告上赫然打着"蛛网膜下腔出血"几个字。我急忙给他开止血剂和脑血管解痉剂。

"挺严重的,"我向他母亲交代情况,"需要住院,可能还需要神经外科医生协助做进一步脑血管造影检查和介入治疗。"

看他母亲不太理解的样子,我解释说:"蛛网膜下腔出血这个情况属于脑血管意外的一种,在年轻人里尤其是男性患者会比较常见,可能是由于一些脑内先天性畸形的血管破裂引起的。那些先天发育畸形的血管团可能在小林还很小的时候就已经在他脑子里了,一直伴随他生长,处于潜伏状态没有暴发。但这些畸形血管的管壁往往比较脆弱,在劳累或是情绪激动、血压升高的时候很容易发生破裂出血。颅内异常血管破裂,血液流入蛛网膜下腔,就称为蛛网膜下腔出血。"

我继续解释道:"这次的突然发病和他最近几天的工作强度增大、过度疲劳有关系。如果不进行手术治疗,那些先天畸形的血管就会像藏在他脑子里的定时炸弹一样,随时有可能再次崩裂。"

"那手术需要不少钱吧？"小林的母亲一脸愁容。

"他爸爸呢？"我有些同情地随口问道。

沉默了一会儿，她淡淡地说："我和他已经分开好多年了，
他在外边和别人好上了。"

我叹口气："他舅舅不是在这里做包工头么，实在不行就向
他舅舅借点儿钱吧。"

她想了一下，默默地点了点头。

很多时候我都会感慨，我们每个人的人生是由不得自己做主
的，生活里发生的很多事也不是我们所能预料得到的。小林的母
亲年纪不算太大，却已经被她所经历的人生压迫得有些枯萎，她
眼角泛起的皱纹和手上细密的老茧都充分地说明了这一点。

外面走廊里突然爆发出一声惊天动地的喊叫，之后传来一
阵阵女人的恸哭声。我出来一看，是那个被送进抢救室女孩儿
的母亲，已经哭倒在地上。边上的病人家属惋惜地对我说："医
生过来说她女儿怕是不行了。"

我走进抢救室，珊儿一脸疲惫地冲我摆摆手。看化验结果
像是心肌炎一类的病，所以应该是心脏性猝死[1]。

---

1 指平时没有心脏病史或仅有轻微心脏不适症状的人，无明显外因、非创伤也
非自伤，由于心力衰竭或机械性衰竭使心脏失去了有效收缩而突然死亡。

我感慨道:"虽然我那位患者的情况也很严重。但人的心脏一旦出了问题,'走'起来的确是比大脑出问题要来得快得多啊!"

"嗯,快得简直让人措手不及!"珊儿无奈地苦笑了一下。

女孩儿的母亲似乎不能接受自己女儿已经没了的现实,反复在和周围人诉说着她家女儿最近正在没日没夜地准备研究生考试。

"我知道我女儿只是累着了,让她歇一会儿就好啦。"女孩儿的母亲呆呆地说,"我们家盈盈从小读书就很好,高中毕业以后还是保送的复旦金融专业呢!"她一脸茫然地反复絮叨着。

"走掉的看起来又是个优秀的好学生啊!"燕子叹了口气。

"没办法,现如今年轻的孩子们都还不太懂得照顾自己的身体。"我苦笑,忽然想到"天妒英才"这四个字,脑海里不禁浮现出小亮苍白瘦弱的面容。

小林的舅舅个子不高,看着还算是一个忠厚的男人。他过来安慰小林的母亲,让她不要操心钱的问题:"钱的事儿我会想办法。"

"本来只是想让他过来我这边儿帮帮忙,自己人嘛,怎么说总有个帮衬,也好让他妈减轻点儿生活负担,没想到会出这档子事儿。唉,都是孩子命苦啊……"小林的舅舅对我说。他反复向我询问他侄子手术之后可能产生的后果,以及手术是否有足够把握。我跟他说会推荐一个负责任的脑外科医生给他："那个医生很好，肯定会尽全力的，你要相信我们。"话一出口，我又有点儿后悔，因为此刻我又想到小亮苍白的脸庞。

我要向他推荐的，就是三师弟。

三师弟何许人？就是六六姐在《心术》里头写到的那一位。我和三师弟，基本算是发小，我俩在大学和研究生阶段能够同学那么多年，这也是一种缘分。同学时间太久，直接导致我见他觉着烦，他见我觉着碍眼，不过我俩的革命友谊还是非常牢固的。我们一个神经内科，一个神经外科。但凡我俩周围熟人当中有脑子出问题的，需要开刀，一律找他；不用开刀，一概找我。长期以来，我俩都是分工合作、井然有序的那种。

后来小林转去神经外科那边，医生及时地安排他做了脑血管造影检查，在他的头痛症状缓解后，又为他进行了手术栓塞治疗。手术过程按照三师弟的话说是——有那么点儿"跌宕起伏"。

我专门去调了他的那张 DSA[1] 片子来看，在正常的血管之上延续出现了很大一簇管壁菲薄、形状散乱的团块状异常血管影，张牙舞爪的，就像在干净的枝端突然开出了一束茂盛而诡

1　数字减影血管造影。通过电子计算机进行辅助成像的血管造影方法，此方法较常规脑血管造影所显示的图像更清晰直观。

异的花。

我还特意去看了三师弟手术日当天回来后写下的微博：

> 今天手术奋战 6 个小时，解决了一个匪夷所思的疑难病例，术中招招险棋，幸而步步莲花，患者明天应该能够开始新的人生了。这台手术，不仅是医生个人体力、智力的巨大付出，更重要的还是对职业操守的一次考验：手术做还是不做，完全取决于一念之间。而患者是生还是死，就取决于那一刹那！

女孩面对爱情一定要慎重
——静脉窦血栓带来的危险

我经常会想,如果普华永道的那个硕士姑娘,在她发病之初就被送到我们医院,结局会不会不太一样?我无从得知。我也会想,她当年从交大毕业,进入世界顶级四大会计师事务所之一以前,如果事先知道进了著名的"四大"会是这样的忙碌,她会不会考虑选择另外一个相对轻松的职业,去过一种原本属于漂亮女孩儿应该过的安稳平淡日子,答案一样是不知道。

很多事情一旦发生了是无法再回头去想的。女生到底应该过怎样的人生,是需要和男生一样天天在职场打拼,还是应该从一开始就选择过结婚生子的传统生活?这个问题同样没有答案。

亭亭就是这么一个满脑子想过传统生活的女生。她漂亮、单纯,父亲开了家公司,收入颇丰。从小被父母娇惯着的她从来都不用为考试成绩发愁,也从来没有为找工作这样的事操过心。

　　大学毕业之后，她父亲在公司帮她安排了个清闲的职位，后来她经朋友介绍交了个男朋友。男孩儿是个技师，家境一般，两个人相处一段时间彼此感觉不错，打算结婚。但亭亭的父亲知道后，觉得这个男孩儿有些配不上自己的女儿，于是拒绝了他俩想要结婚的要求，转而想给亭亭另外介绍自己生意场上某个搭档的儿子。

　　可是两周前亭亭突然病了，头痛、呕吐得厉害，出现过抽搐，双腿还有沉重无力感。

　　"最严重的时候她觉得都没法下床走路。"亭亭的母亲说。

　　"抽搐得厉害吗？"我问。

　　"嗯，前两天有过几次，好好吃着饭就倒下去了，怎么叫也叫不醒。后来我们还把她送去过急诊，打了镇静剂才好的。"

　　"之前有什么特别的诱因吗？"我问。

　　"好像没有什么吧。"她母亲想了想说。

　　我给她开了住院卡，亭亭也就成了我的患者。

　　亭亭躺在病床上，仍然觉得头痛。黄老师查房，听我汇报完病史后问："头痛、呕吐，伴有癫痫发作，你们会考虑这又是一例脑炎病例吗？"黄老师看看我。

　　"她还有双下肢肌力差、腿抬不起来的症状。"我补充说。

　　"双下肢都没有力气吗？"黄老师掏出手电筒和眼底镜看看她的瞳孔和眼底之后说，"尽快做个腰穿检查吧！"

　　下午的腰穿进行得比较顺利，因为亭亭体格偏瘦，基本从腰椎一针扎进去就见到脑脊液流了出来。

"姐，她的脑脊液流速好像偏快啊！"师妹小宇说。

我赶紧取出穿刺针，接上测压管，刚一接上，液柱就一路往上飙升到了标注300的刻度线位置附近。

"颅内压那么高，怪不得她头痛厉害呢！"小宇轻声说。

"做过影像学检查了吗？"我问。

"已经做了头颅磁共振了。"小宇回答。

"再给她加做个静脉成像的磁共振吧！"我说。

做完腰穿，亭亭的头痛似乎好了很多，人也有些精神了。我碰了碰她的两条腿，她用力试了试，还是不太好，只能略微抬离床面一会儿。我正打算拿着腰穿包走开时，亭亭看看我似乎想说些什么。见我停下脚步，她却欲言又止地笑着摇了摇头。

夜查房的时候我们把各项检查结果告诉了黄老师。

"颅内压增高、头痛、呕吐，有抽搐发作，还有双下肢无力，你们首先考虑什么问题？"他开始发问。

"头痛、呕吐、抽搐可能都和颅内压增高有关。""双下肢无力是不是应该考虑旁中央小叶那里受到了损害？"我和小宇你一言我一语地答着。

黄老师点点头又问："还是个年轻女性，你们会想起什么病？"

"会不会是静脉系统的问题呢，比如静脉窦血栓？"我说。

"可是那个不是一般都会有诱因的吗？"小宇开始摇头晃脑、逐字逐句地背诵教科书，"我记得书上说，一般颅内静脉系统血栓多发于产褥期，常见于产后 1~3 周的产妇，或者是怀孕、妊娠、口服避孕药的妇女也容易发生，还有就是存在严重脱水或感染的情况下也会发生……但是这个女孩儿好像没有什么可疑的诱发因素啊！"小宇顿了顿后补充道。

黄老师冲小宇肯定地点了点头："的确，亭亭看上去好像是缺了点儿诱因。但是临床症状摆在那儿，况且我们目前也不能完全排除某些特殊的可能引起血液高凝的状况存在。比方说她有男朋友，所以我们也不能完全排除她没有口服避孕药物的可能，这些事情她母亲也不一定会了解得那么细致。"

我忍不住笑着说："老大，我怎么感觉咱这不像是在看病，到像是在分析案情，然后等着缉拿凶手呢！"

黄老师推推眼镜，继续他的理论："你别说，我还真觉得我们神经科医生就像是侦探破案似的。每一个病例都要根据病人表现出来的症状，具体去分析到底是什么原因导致了这些症状的发生，然后再去判断问题究竟是出在了哪里，这不就是等着要'缉拿元凶'呢吗？"一席话说得我和小宇心服口服——女生有些时候总是会对自己敬佩的上级产生出一些盲目崇拜的心理。

傍晚整理化验单时，小宇举着亭亭的凝血功能结果对我说："姐，D- 二聚体[1] 结果明显有升高呢！"

1　D- 二聚体高，提示血液呈高凝状态，容易发生血栓。

我探过头去看后说："看来果然是高凝状态惹的祸啊！"

腰穿检查之后的两天，亭亭的头痛症状又严重起来了。那天她男朋友偷偷跑过来看她，高高瘦瘦的一个男孩子，说起话来有些腼腆。我悄悄把他叫到一边，想问问他亭亭之前的情况。

"她要紧吗？"男孩儿先开口问我。

"大概会有点儿严重吧，我们现在考虑可能性最大的是颅内静脉系统血栓形成，但这还要等进一步的影像学结果来证实。"我说。

"亭亭平时吃避孕药吗？"我直截了当地问他。作为医生，我觉得这种问题很正常。因为在医生眼里往往只有病人与病情，很多时候是不会去在乎太多所谓的性别差异的，这也就是许多大大咧咧的女医生会被光荣地列入"女汉子"行列的理由。

男孩儿被我问得有点儿不好意思："这个有关系吗？"

"当然有啦！"我把小宇昨天背诵的教科书内容对着他照本宣科一番。宣教结束后，他好像有点儿听明白了，想了想后抬起头轻声地问我："你刚才说生完孩子或者在妊娠期间会出现这种情况，那么如果是做完人流以后呢，一样也会吗？"

我惊讶得差点儿没叫起来："你说什么？你的意思是亭亭她做过人工流产？"男孩儿点点头。

原来几周之前，亭亭发现自己意外怀孕了，鉴于她知道父亲明确不同意她的这桩婚事，所以他俩不敢把已经怀孕的事情告诉家里。再加上发现怀孕的前几天，她觉得自己有些感冒，还吃过点儿抗生素之类的药物。

"一来我们觉得现在就要孩子时机并不是很成熟；二来她怕吃下去的药对小孩儿可能会有影响。"男孩儿说。

于是两个人合计了一下，就瞒着家里偷偷地跑去一所私立医院做了人流。做完人流之后，因为害怕她妈妈发现，亭亭借口要去同学家玩几天，便搬出去住了两个礼拜。

"可能是我没有照顾好吧。"男孩儿自责地说。

我看着他心里想：这是多么重要的线索啊！我们想要找的"诱因"这会儿终于找到了！我狠狠地对他说了句："你们就没有考虑过可能发生的后果吗？"

在这里我要讲述一下颅内静脉窦血栓形成是一个什么样的概念。脑内血管分为动脉与静脉两大类，一般我们说到的多发于中老年人的脑梗死，讲的多是动脉系统。平时，我给医学生们带示教或者做小讲课的时候，总喜欢把脑血管比喻成自来水管。家里用的自来水管常常会由于泥沙、垃圾等的堵塞而变得不通畅，脑血管也是同样的道理。血液中的血小板、脂肪颗粒等有形成分就像是日常生活中产生的垃圾，这些成分逐渐堆积堵塞了脑血管之后就会导致脑内血流不通畅，如果情况严重形成闭塞，便容易导致脑梗死的发生。

动脉系统会堵塞，静脉系统一样会有垃圾，造成不通畅，引起静脉窦血栓形成。静脉系统的栓塞后果往往要比动脉系统来得严重，因为静脉系统一旦阻塞，会影响相应的脑脊液吸收循环及血液回流，造成颅内压急剧升高而危及生命。而且，这种特殊类型的脑血管疾病累及的又以年轻人居多，往往与血液瘀滞或者突然出现的高凝状态有关。诱因就如我前面提到的，对女性患者而言，多与怀孕、妊娠、流产、口服避孕药物等有关。

亭亭和她的男朋友肯定没有预料到，这一次偷偷地跑去做人流，竟会造成这样严重的后果。

接下来的两天，亭亭的状态不太好，脱水剂对她的头痛似乎也没有刚开始那么有效了，整个人的意识也时而变得不那么清醒。磁共振静脉成像检查的结果终于出来了，报告上赫然写着：上矢状窦（脑内静脉窦之一）未显影，考虑静脉窦血栓形成。

黄老师让我们赶紧给亭亭加用了抗凝药物，又往脱水剂里加了小剂量激素。听完我说的诱因，他夸奖我功不可没，因为真正的"元凶"终于找到了。

我记起前不久发生的另外一起静脉窦血栓的病例，那是个少体校（青少年业余体校）的女生。由于平时训练强度太大，训练环境封闭，大量出汗、脱水，同样诱发了其体内的高凝状态，也出现了与亭亭类似的头痛、呕吐、抽搐等症状，磁共振成像结果提示静脉窦血栓形成。同样是用了一段时间的抗凝剂，女孩儿病情缓解之后才出院。

"为什么总是女生更加倒霉呢？"我愤愤不平地嘟囔了一声。

"因为女人天生是弱者嘛。"黄老师笑着回敬了我一句。

看着病床上虚弱的亭亭，我不禁心生怜惜。作为女孩儿，这一辈子要经历多少坎坷啊！都说生孩子是道坎儿，不论是想生的，从十月怀胎到最后的分娩；还是不想生的，跑去做人工流产手术，这当中都有很大的风险。

经过积极的抗凝剂辅以活血化瘀药物疏通血管，联合应用脱水药降颅压治疗几日之后，亭亭的症状有了好转，但是癫痫发作仍然时有发生。我们考虑到她所处的年龄，为她选择了不良反应相对比较小的口服抗癫痫药物。

她母亲对于她仍然不太稳定的病情很是担忧，我们也一样对她今后的状况表示担心。以后她的癫痫发作能否得到理想的控制还不一定，如果今后想要生孩子的话，癫痫发作与抗癫痫药物也可能会对胎儿产生影响。按照她特殊的身体素质，今后的受孕与分娩是否会再次诱发高凝栓塞也仍属未知。

亭亭的男朋友后来找过我一次，说是他母亲想知道像亭亭这种体质是不是以后不太适合要孩子。我瞪了他一眼："都是你自己造的孽，这会儿倒只会关心这个！"他脸红了，保证今后一定会对亭亭负责到底。

后来我听说，亭亭出院后不久，他俩就在亭亭的老家举行了婚礼。

脑卒中也会找上年轻人

我的一位朋友打电话给我说，一位我们很久未见的女友最近出现了反复的一侧性肢体麻木无力的症状，经其他医院诊断怀疑是脑梗死。

我记得这位朋友是 35 岁左右的年纪，风姿绰约、气质优雅，平日里生活小资，闲暇时热衷于品茶插花，没事儿还喜欢去做个按摩、练个瑜伽。35 岁正当盛年的大好时光，怎么就脑梗死了呢？我当下联系了这位朋友来我的门诊随诊。

没过几日，那位朋友如约而至，听她所描述的症状，我判断应当属于典型的 TIA，TIA 即我们神经病专科常说的"短暂性脑缺血发作"。随即我安排她进行血管超声、经颅多普勒、脂质抑制像的磁共振等一系列检查。几日后，结果如我所预期，磁共振显示血管腔内呈现明亮的"新月征"，提示动脉血管夹层的存在，她出现脑梗死症状的罪魁祸首应该就是颈动脉夹层。

闻听结果，那位爱美的朋友哭得梨花带雨："我才三十几岁啊，怎么可能会得脑血管疾病呢？那不是老年人才应该有的疾病吗？"

是啊，为什么呢？

"就因为你爱美的生活方式。"我回答。

可能很多人都没有听说过什么是动脉夹层，所谓动脉夹层是指由于动脉管壁撕裂引起血液侵入血管壁，形成壁内血肿，从而造成血管腔狭窄、闭塞或者假性动脉瘤等器质性损伤，导致患者出现与堵塞血管相对应的各种脑梗死症状。动脉夹层发病的危险因素多与头颈部按摩引起颈部的过度运动，练习瑜伽，过度咳嗽等引起的颈部过伸与旋转等有关。

颈部按摩与瑜伽锻炼是当下青年人（尤其是年轻女性）热爱的日常项目，殊不知这些正是卒中的常见诱因。这部分青年人群在发病前往往没有其他动脉粥样硬化的因素，我们专科医生常常将这类由于动脉夹层所引发的脑梗死戏称为"美容院卒中"。

后来，我为我的美女朋友开了抗血小板药物进行治疗，并且叮嘱她改变生活方式，切勿再去做类似按摩、瑜伽之类具有高风险的活动。

还有一位外省的患者家属通过医生咨询网站找到我说，她的女儿今年只有12岁，在参加完学校运动会之后突然开始头痛发热，热还没有完全退，便又出现了左侧胳膊和左腿没有力气的症状，并且越来越严重，最后都不能站立了，经过检查，当地医生同样诊断为"急性脑梗死"。孩子的父母同样十分疑惑，年纪还这么小的女孩儿，怎么会发生这种在常人眼里只有老年人才会得的脑血管疾病呢？他们不太相信当地医院的诊断，希望转到华山医院来进一步接受治疗。

其实，这又是一例典型的青年人卒中案例，我帮助这位患者家属联系住院部的床位，安排她的女儿前来排查可能引起脑梗死的原因。

经过详细的检查，我们发现这个女孩儿脑脊液中疱疹病毒抗体呈现阳性，其他的一些自身免疫性抗体同样出现了阳性的反应，磁共振检查结果发现，在基底节区已经看得到一片明显的异常信号病灶。由此，我们怀疑这一例脑卒中可能是由于女孩儿之前疲劳发热引起免疫力下降，导致病毒感染，随后病毒可能侵犯到血管壁引起类似于血管炎的反应，最终造成脑梗死的发生。

后期的心超（心脏超声波）检查还发现，这个女孩儿存在有先天性卵圆孔未闭（先天性心脏病的一种），卵圆孔未闭导致血液的不正常流动往往容易产生血栓。这些血栓也可能导致隐源性脑梗死、偏头痛及各种动脉栓塞的发生，心脏源性因素本身也是容易诱导青年人群产生脑卒中的重要危险因素之一。

先天性心脏病的基础加上病毒感染性血管炎的发生，双重诱因导致了这个女孩儿此次脑卒中事件的发生。

针对上述病因，除了常规的活血化瘀药物，我们还给这个女孩儿使用了免疫抑制剂，并且还用封堵器封闭了未闭合的卵圆孔，使心脏血流恢复正常的流动方向，以避免再次发生脑梗死。

经过积极的治疗，这个12岁女孩的症状得到了明显的缓解，左侧肢体的活动也恢复了正常。

确实，以往只要一提到"脑卒中"与"脑梗死"这样的字眼，在普通大众心里可能首先想到它是属于"老年性疾病"的范畴。然而实际情况是，脑卒中在年轻人中发生的比率正逐年增高。有数据显示，青年人脑卒中约占全部脑卒中病例的10%。

这当中包含两种情况：其一，目前生活节奏加快，生活压力增大，许多常见于老年人群的传统危险因素在青年人群中存在普遍提前的趋势，比如高血压、糖尿病、肥胖、高脂血症等。

我曾经诊治过一位28岁就发生脑梗死的男性患者。他是从事销售工作的，繁重的压力使他习惯于通过抽烟来提神，平日里各类应酬众多，几乎每天晚上都要以喝得烂醉收场。这个男生不爱运动，同时他还有家族遗传性高脂血症。1.7米左右的个头儿，体重却直逼180斤（90千克）。

他在出现脑梗死经典的三偏症状（偏瘫、偏盲、偏身感觉障碍）之后，问我："医生，为什么我才28岁就中风了呢？"

记得我曾经打趣地回答他说："就你这习惯、体形，你不梗谁梗？"

　　我要提醒现在的年轻人，良好的生活习惯、规律的作息是必要的，烟酒对于血管硬化的影响已被多项研究所证实。上班族缺乏适当锻炼导致的过度肥胖、不够健康的饮食习惯也是青年人动脉粥样硬化的高危因素。若不注重自身的生活健康，流连烟酒，沉迷夜生活，许多神经内科的疾病就会悄悄地"找上门"。

　　其二，在青年人群中还有许多与老年人不同的能够引发脑卒中的病因，包括颈动脉、椎动脉夹层，感染或自身免疫相关性血管炎（如系统性红斑狼疮、多发性大动脉炎、巨细胞动脉炎等），都会导致青年人脑卒中。还有前面章节说过的先天性脑血管发育畸形、静脉窦血栓形成等，以及著名的烟雾病[1]，多是由于颈内动脉先天发育异常导致血管逐渐闭塞而引起脑卒中的症状。另外，有些心脏源性因素，如少见的瓣膜病变、感染性心内膜炎、心房黏液瘤、卵圆孔未闭、扩张型心肌病、房室间隔缺损伴反流引起的血流动力学改变，以及体内凝血功能异常（如蛋白C、蛋白S缺乏，抗磷脂抗体综合征等）均可以成为青年人脑卒中发生的重要危险因素。

　　我曾经在 2015 年 10 月 29 日——"世界卒中日"的时候，

1　先天主干血管发育障碍，继发形成脑底异常血管网。

应新浪的约稿在微博中发过一条有关青年卒中专题的科普帖：

脑卒中并不是老年人的专利，相当一部分卒中性事件发生在青年人群中，并且青年人发生脑卒中的原因更为复杂，治疗更为棘手。我要对青年人说的是，年轻并不代表就能够任性，我们需要拥有并保持健康的生活方式，否则稍有不慎，疾病就会不期而至地找到我们，真到那时我们就只能感慨"亡羊补牢，为时晚矣"了！

神经科医生的话

　　脑血管疾病是由于各种血管源性因素引起的脑部疾病的总称。血管源性病因很多，可大致概括为两大类：

　　1. 心血管系统和其他系统或器官的病损，累及脑部血管和血液循环功能。 如动脉粥样硬化、高血压性动脉改变、心脏源性栓塞以及由于炎症性感染、血液病、代谢病、结缔组织病等导致或并发了供应脑部血管的狭窄、闭塞，使局部脑组织缺血，或者因血管发生病损破裂导致出血。

　　2. 颅内血管本身存在发育异常， 如先天性脑动静脉畸形、颅内动脉瘤、血管源性或其他颅内肿瘤和颅脑损伤所致。

　　这两类中又以第一类较为常见，目前认为，年龄、高血压、心脏病、眼底动脉硬化等都是脑血管疾病重要的诱因。另外，如遗传、吸烟、酗酒、高盐、高脂饮食等也对脑血管疾病的发生有一定影响。

　　需要指出的是，发生脑血管意外并不是老年人的特权，青年人群也是极其容易发生脑血管事件的群体。特别是第二类，由于先天性发育异常所引起的脑血管疾病，其发病对象往往以年轻人居多，而且一旦发生甚至会比老年人的病情更加凶险。比如本章提到的由于先天性血管畸形导致蛛网膜下腔出血的病例，以及发生在年轻女性群体的静脉系统栓塞，还有动脉夹层与血管炎等，都是年轻人脑卒中的常见诱因。

近年来，脑卒中的发生逐渐青睐于年轻人的群体，这种趋势值得引起临床医生的重视，也值得引起普通大众的关注。对于医生来说，年轻人这一群体更需要注重排查引发脑血管疾病的原因。即便是那些在老年期发生的、传统意义上的脑血管疾病，也应当注意从年轻的时候就开始积极做好预防工作。比如要警惕高血压、高血糖、高脂血症等"三高"症状的发生；再比如要注意锻炼、饮食，注意生活起居。总之，建议大家建立起健康的生活方式，做到"防患于未然"。否则，等到身体真的开始拉响警报、亮起红灯的时候，就为时已晚了。

"治病不如防病"这句话，还是很有道理的。

Chapter*03*

许多神经病，
沾上了就是一辈子

平时我总是爱和患
者们还有学生们开玩笑
说"神经病没好事儿"。许多
神经病一旦沾上了，往往就是患
者一辈子的困扰，所以我们的工作重
点之一就是要积极地做好预防工
作，最大限度地防止这些疾
病的发生。

"渐冻人"的痛
你不懂

〰〰〰

　　有一天中午我看到小宇在那儿很专注地看手机，"看什么呢，这么起劲儿？"我随口问她。

　　"冰桶挑战啊！姐，你知道不，最近网上可火爆啦，好多明星、大 V 啥的都参加了。据说是为肌萎缩侧索硬化患者开展的一项公益活动，好像说是参加了就可以为'渐冻人'筹款呢！"

　　小宇把她的手机往我这边挪了挪，我凑过去瞄了一眼。视频里某位男明星拎着个水桶，微笑着说了句程式化的加油词后，举起水桶，把里面满满的一桶冰水浇在了自己身上。顿时衣衫尽湿，肌肉凸显，健硕的身材一览无余。

　　"哎哟，这效果不错啊，"我调侃地赞叹道，"就是太费水。"

　　"你瞧，还有女明星呢！"小宇又挑了段视频。

"得，你饶了我吧，你还是多想想沙漠里干旱的植物，还有西北边陲地区没有水喝的孩子们，"我教育她，"我个人觉得这种明星作秀类的公益活动，除了可以让名人更加出名以外，对'渐冻人'群体是起不到多大作用的。"

小宇继续看了眼视频上正往自己身上浇冰水的美女，也撇了撇嘴说："也对，就凭她，知道什么是'渐冻人'吗？"

我们通常所说的"渐冻人"，指的是那些罹患了运动神经元病的患者。运动神经元病是一个专业的医学术语，主要是指由于大脑、脑干及脊髓的运动神经细胞受到侵袭，导致患者逐渐出现不可逆性的四肢肌肉萎缩、消瘦无力，造成全身瘫痪，并逐渐蔓延至舌肌、咽喉肌，造成这部分肌肉无力，导致患者声音嘶哑、言语不清、吞咽困难等。如果进一步影响到呼吸肌，患者就会出现呼吸费力的症状，甚至会危及生命。严重者需要气管插管、气管切开并辅以呼吸机辅助呼吸。这整个过程的进展往往会逐渐变缓，导致患者的身体就好像慢慢被"冻"住了一样，动弹不得。由于疾病的发展是不可逆的，因此患上这一类疾病的患者也得到了"渐冻人"这个十分形象的称呼。

在我看来，光凭一桶冰水的体验，是不能让人体会到真正的"渐冻人"所受的那种痛苦的。由于病变只累及到运动神经细胞，对感觉神经细胞的影响并不是很大，所以患者的智力、感觉、认知等往往不会受太大影响，对于外界的刺激能保持良好反应。也就是说，患者本身能够清楚地意识到发生在自己身上的一系列变化，这是一种十分真实而又深切的痛苦。

关于运动神经元病的发病原因，目前尚不明确，书上说与遗传因素或是某些特异性病毒感染有关。在神经科医生的视角里，许多变性病的发生可能与我们所处的环境日渐恶化密切相关。现在的我们整日都处在充满雾霾、辐射的环境当中，终日里不是对着电脑就是拿着手机，每个人都觉得自己很忙、很累。除了负荷满满的工作以外，缺乏运动甚至缺乏睡眠，这样的生活方式使得我们的身体不堪重负，于是发生变异，产生了我们神经科所谓的"变性疾病"。针对这一疾病的治疗手段，目前还十分欠缺，因此，许多患者就这样一直清晰地感受着这种变化带来的苦楚，直到他们生命结束的那天。

急诊留观病房里睡着一位 48 岁左右的男患者，我们都叫他"老段"。老段是 2 年前患的病。他说不知道从哪一天开始，他发现自己身上的肌肉逐渐变少了。先是手掌上的肌肉慢慢凹陷了下去，摸上去坑坑洼洼的，再后来他又觉得腿上的肌肉也一点点变少了，他爱人也说他越来越瘦了。

老段开始以为是自己跑运输的工作太辛苦，属于吃了上顿没下顿的，所以导致营养不良，于是就去买了点儿保健品来吃。可是吃了一段时间，丝毫没有起色，整个人还是在一点点地消瘦下去。慢慢地，他连平常的物件都开始抓不住了，用筷子夹菜这样的动作也变得困难起来，走路也觉得吃力了。

"全身肌肉还会时不时地跳动起来，一阵儿一阵儿地，像是抽搐似的。"老段费力地比画着向我们描述。

折腾了大半年，工作也没法继续干了，于是他来看我们科的门诊。当时，他全身的症状已经十分典型，舌头也明显地出现萎缩，讲话也不那么利索了。

黄老师给他开了肌电图检查，让他伸出舌头给我们看。卷曲毛糙的舌肌表面可以见到一束束的波纹，就像是水烧开时液体沸腾的那种感觉。"这个叫作舌肌纤颤。"黄老师指着他的舌面对我们说道。

肌电图检查结果出来，上面明确写着："神经源性损害，前角细胞受损，可以考虑运动神经元病。"这么一来，老段的病基本能够确诊了。

我们对他爱人抱歉地说："这种疾病，几乎没有很好的根治办法。"

"现在医学这么发达，你们医院神经科又那么有名，也一样没法治吗？"他爱人不相信地问。

医生不是神，在很多疾病面前，我们也束手无策。就算是有名如"华山"，也是一样的结果，这是由疾病的性质决定的。而在我们神经科，一般都是谈及"运动神经元病"这个词即色变的。

老段的病情恶化很快，又过了半年，四肢基本都不能自如地活动了。以后的每一天他只能躺在床上度过，饮食起居种种都需要他爱人服侍。我们曾想办法查文献帮他找可能会帮助缓解病情的药物，但疗效似乎都不明显，并没能阻止他病情的进一步恶化。

有一次老段的爱人来门诊找我们诉苦："实在是弄不动他了，每天就我一个人伺候他，儿子忙着上班，我连自己原来的工作都没法做了。"说到这里，她开始抹起眼泪。

老段的儿子在一家酒店里做服务生，老段得病以后他都没来看过几次。

"让他住到你们医院里长期观察吧！"有一次他爱人和他儿子过来的时候这么请求我们。

对于他们的这个请求，黄老师觉得很为难。老段这样的病程，平均住院日是要按照年来计算的。

有天夜里我正在急诊当班，救护车停在院门口，担架抬下来一个人，我一看是老段。他呼吸急促、面色苍白，他爱人跟在后面对我说："大概是这几天受凉了，从昨天开始高热不退，烧着烧着就有些喘不上气，人也迷糊了。"她吓得不敢把老段放在家里，就打了120。我瞧着老段的样子，赶紧给他测个氧饱和度，做了血气分析，然后对着抢救室的护士说："看这情形应该像是肺部感染诱发的呼吸衰竭，马上准备气管插管。"

　　就这样，老段在我们的急诊室住了下来，一住就是好多年。

　　我们曾经想给他试着脱机看看，但他明显产生了呼吸机依赖。只要有人过去稍微调整一下呼吸机参数，他就会出现憋气、胸闷等不舒服的症状，后来只好给他做了气管切开处理。急诊室的护工小梅天天看护着他，他爱人过来探望的次数逐渐变少了。

　　"没办法，家里事情多。"每次老段的爱人来都会这么说。我们劝她把老段接回去住，像老段这种情况，只需要配一台家用式呼吸机就可以了。可是她不肯，说家里没钱，也分不出人手来专门照顾他。

　　老段的儿子有一次来医院悄悄地问我，像他爸这样的病情还可以支撑多久。我解释说："像你爸这样的运动神经元病，虽然四肢没法活动，甚至不能自主呼吸，但他缺的只是这一口气而已。只要呼吸机正常运作着，应该还可以维持几年的。"

　　老段儿子听完后想了半天，支支吾吾地憋出一句："医生，你看要不然你们就行行好，干脆帮忙把我爸那呼吸机停了得了，有什么问题我来签字，出任何事情都不怪你们，行不……"看着我一脸错愕的表情，他赶紧补充，"你也是知道的，我们家条件本来就不好，为了他这个病也花了不少钱。反正你们也说了，这病是治不好的，对吧？我主要是不想让他总是这么痛苦地拖着，反正早晚都是要走的嘛……"

听他在那里振振有词，我鄙夷地瞥了他一眼，斩钉截铁地拒绝了他："这可不行，医院的职责是救人，停呼吸机这种事儿我们可办不到。"

"他这样做不就等于是想要谋害自己的亲爹吗？"小宇得知后惊讶得差点儿就从椅子上蹦了起来，义愤填膺地挥舞着拳头。

黄老师拍拍她的脑袋让她坐下："这天底下不孝的孩子多了去了，别激动。"

老段的儿子临走的时候还在那里嚷嚷着，说我们不懂得尊重家属的意见。

"人是我们家的，凭啥我还不能做主了？"他愤愤地甩下了这句话。

也对，"人"是他们家的，凭什么由我们医生来做主。其实很多时候对于这种事情我们也会疑惑，尤其在面临生死抉择时，到底应该是家属还是医生来拿主意。我的理解是，在患者出现呼吸衰竭，还没有给气管插管上呼吸机之前，插或者不插、救或者不救，可以由家属来做决定——他们可以在最开始的时候考虑放弃。但是他们当初的选择是积极抢救，并且给老段用上了呼吸机，现在却说要放弃治疗，想让我们把一个鲜活的生命最赖以生存的气管套管拔除，这样做是违反伦理的。医生的职责是救人，这种时候我们没得选。拔管停呼吸机这件事，反正我做不到。

看看病床上神志异常清醒的老段，我冲着他微笑了一下。由于戴着呼吸机的缘故，他没法发声说话，就有些困难地闭了闭眼、张了张嘴表示看见了我。

我忽然有些庆幸没有让他听见我和小段之间的那些对话。记得有句话是这么说的：爱从来都是只有自上而下，父母曾经对孩子付出的爱，千万不要期望他有朝一日会如数偿还。

我对小宇说："在当下中国医疗保险覆盖面有限的现实面前，像运动神经元病这类花销大、周期长、预后不佳的疾病，不仅仅对于医生来说是一个烫手的山芋，对于家属而言也如同背负上了沉重的包袱。"

正所谓"久病床前无孝子"，对于小段的思维方式，换一个角度，我们也能予以些许宽容与理解。

后来老段就一直靠着他那根赖以生存的插管，还有那台呼吸机，继续顽强地活着。

不过凡事也总有例外，比如另外一位患者老莫。老莫年纪看起来比老段要大一些，和老段一样，他也是在几年前出现肌肉萎缩、肢体无力等症状，到我们医院进行相关检查之后，被确诊为运动神经元病。与老段不同的是，老莫有一个非常孝顺的女儿。

老莫的爱人走得早，全靠老莫一个人把女儿从小拉扯大。老莫以前是知识青年，响应祖国的号召，插队落户、上山下乡。

"我爸就是太劳累了，所以才会病倒的。"老莫的女儿觉得很遗憾，在自己终于有能力来负担父亲生活的时候，父亲却得了这个病。

老莫也是急诊室的常客，但是病情平稳时，他女儿就让他住在家里，家里请了一个小保姆专门照顾老莫。为了方便操作，他女儿还特意为他在家里添置了一张可以摇成不同角度的医用护理床。

老莫的病情同样恶化很快，四肢失用性萎缩越来越明显，吞咽功能也受到了影响。后来有一次，小宇值班的时候他女儿送他过来，为他插了鼻饲胃管。每天老莫的女儿都会在上班前为他调制好专门配置的流质饮食，准备好一天该服用的药物，然后嘱咐小保姆定时为老莫从鼻饲胃管里把食物与药物分次打进去。

我们向他女儿推荐，虽然目前运动神经元病的治疗手段比较缺乏，但仍然有几种药物可以进行尝试，比如市场上价格比较昂贵的力如太。由于运动神经元病的发病机制中有一项可能与谷氨酸引起毒性损伤反应有关，而目前力如太被认为是一种能够调节中枢神经系统里面谷氨酸水平的抗谷氨酸类药物。

听完我们的推荐，老莫的女儿便想办法为父亲买来了这种药。

"只要有机会，总是要试一试的，"她说，"我只希望爸爸能够多陪我几年。"

听了她的话，我忽然觉得人世间还是很温暖的。

后来，老莫也不可避免地发生了呼吸衰竭，插管以后同样做了气管切开手术。他女儿专门去为他配了一台家用式呼吸机，方便他住在家里的时候使用。只有在老莫的鼻饲胃管和气管套管需要更换，或者是不小心感冒、发热需要输液的时候，我们才会在急诊留观病房里再次见到他。尽管很消瘦，但老莫总是一脸很满足、很快乐的表情。老莫住院的时候，他的小保姆也会跟着过来服侍他。只要病情有所好转，他女儿便又叫辆救护车，小心翼翼地把她爸接回家去。

"老头子在家里不要太舒服哦，"有一次老莫的小保姆对我说，"为了不让老头子寂寞，他女婿还专门给他搞来一台电视机放在房间里。没事的时候我就帮他打开，换着频道让他选。调到他喜欢的频道，老头子就会使眼色，然后他看我也看。"

小保姆打来一盆水，一边帮老莫擦身一边对我们说："你们别看老头子这副模样，心里清楚、明白着呢，谁都欺负不了他的！"

听了她的话，老莫费劲地把眼睛瞪圆了。

"瞪俺干啥？姐啊，俺说的可都是大实话哟！"小保姆转向我求援。我被她朴实有趣的话逗乐了。

有的疾病，本身对于不同的患者个体来说并没有太大差别，但是患者及家属对疾病的不同态度与不同的处理方式，常常会导致截然不同的后果。英国著名物理学家霍金患的也是肌萎缩侧索硬化症，但是他凭借顽强毅力，与病魔坚持斗争了 50 年，并在自己的学科领域取得了巨大的成就。

　　回过头看见旁边病床上的老段，我心中暗想，老段应该会十分羡慕老莫吧。

脱髓鞘性病变是道坎儿，
跨不过去就永远停在那里了

神经系统疾病的特点是只要得了一次，有可能就会是一辈子的事情，尤其是与自身免疫功能相关的那些病症。其中有一大类，我们可以笼统地称之为"脱髓鞘性病变"。

娟来到我们病房的时候 33 岁，我至今还记得第一次见到她的样子：一头干净利落的短发，清秀瘦削的面庞上有一双好看的大眼睛，说话声音很轻、很温柔。

"总之是个美女。"小宇十分肯定地总结。

可是美女得的却是那么不美好的病。

娟是郊县某所中学的老师，带的是毕业班，平日里工作很辛苦。她第一次住院时，症状是发热之后出现双下肢无力，胸部以下丧失了感觉，对于疼痛、冷热等一概失去反应，还出现了排尿与排便的功能障碍。

"你们考虑定位在哪儿？"黄老师打算考考我和小宇。

"双下肢截瘫，胸部以下所有感觉丧失，还出现了二便功能障碍，典型的脊髓炎症状嘛！"小宇胸有成竹。

我们给她扫了胸段脊髓的磁共振，的确发现有一大段新鲜病灶，于是告诉娟的丈夫，她患的可能是脊髓炎。

娟的丈夫相貌普通，但是对娟很好，在娟住院期间专门请假在一边默默地陪伴着她。怕娟寂寞，他给娟搬了许多书来看。娟的大小便有问题，插了导尿管，他一次次不厌其烦地帮她倒掉集尿袋里的尿液，然后再为她仔细地擦拭身体，有空还会给她按摩失去知觉的双腿。

"患难见真情，说的应该就是这样的情景吧！"看着娟的丈夫成天为了娟忙里忙外，小宇无比羡慕地说。

我不客气地敲敲她的脑袋，让她不要偷窥患者的隐私，接着敦促她赶快抓紧时间去找一个可以跟她"见真情"的人。

黄老师建议娟试一试激素冲击的疗法，其实我们科很多疾病的治疗都需要依靠激素等免疫制剂。其他科的同行都知道，**在神经科主要疾病的治疗当中，所谓的"三素"——激素、抗生素和维生素，向来是我们神经科医生的撒手锏。**但是激素使用后经常会有血糖、血压升高，损害胃黏膜，造成骨质疏松，

以及引起水钠潴留 [1] 而导致肥胖等后果。

幸运的是娟对甲基泼尼松龙（一种激素药物名字）的作用似乎很敏感，冲击治疗几天以后，下肢的肌力开始慢慢地恢复。开始是能动动脚趾，然后是能沿着床面平移，再后来就能抬离床面了，感觉娟在一点点地恢复。娟的丈夫很高兴，他开始坚持按照康复科训练师的要求帮助娟做一些简单的康复性训练。

每天挂完盐水，娟总爱让丈夫把她的床铺摇得高一些，那样她可以靠在床头拿着本子写字。我好奇地问她写的是什么，她告诉我是日记。

"以前从没想过自己会生一场这么严重的病，现在觉得每一天活着都好像是上天恩赐的一样，"她说，"我要把一些以前从来都没有过的想法全部记录下来。"

娟的病床靠窗，上午查房时间，阳光从窗边射进来正好洒在她的床上。她静静地靠在床头看书，阳光照在她身上显得很温暖。

"感觉像是一幅画。"见到这场景，小宇由衷赞叹。

大约过了两周，娟可以下床走路了。又休养了几日后，她丈夫给她办了出院手续。娟出院那天，她丈夫从家里专门带了

1　指肾小球滤过率减少，肾小管对钠的重吸收增加，钠离子潴留细胞外而引起水肿。该病症也可能是由肾上腺皮质激素、抗利尿激素分泌增加引起。

红烧肘子来给我们吃，说是感谢我们这些天对娟的照顾。

盛情难却，谢过娟的丈夫，小宇二话不说、口水直流地拎起一块肘子肉就往嘴里送。黄老师提醒她，在吃之前应该先把这碗肘子送去医院的文明办公室那里"呈堂证供"一下。

小宇把肘子高举在半空中不解地问："为啥要把这么好的一碗肘子拿去文明办？"

黄老师笑着说："这碗肘子就跟患者送来的表扬信差不多，收到表扬信了嘛，当然应该拿给领导过目，并且登记一下的。"

我也开玩笑地打趣说："然后下周的'表扬快讯'里是不是就会在众多'收到锦旗一面'或者'收到表扬信一封'的通告里面赫然出现'收到红烧肘子一碗'，边儿上写着我、你还有黄老师几个熠熠生辉的名字。"

三四个月后的某天下午，娟又来看门诊，这一次又发生了新的状况。她看东西不清楚，讲话声音含糊，吃东西咽下去时很费劲，还感觉自己左半边脸颊一直是麻木的。

这次我为她安排做了头颅的磁共振，发现在侧脑室周围和脑干边上出现了多个新的异常信号灶。我把娟这次的头颅磁共振和上次的脊髓磁共振结果一起拿给黄老师看，黄老师反复比对着前后两次的片子，让我再给娟开张住院卡，就这样娟第二次住进了我们病房。

再次见到娟，小宇很是高兴，她说："黄老师怀疑娟上次得的并不是单纯的脊髓炎。"

我对小宇说："小别重逢，娟这次的腰穿检查归你做哟！"

这次住院，娟的吞咽功能明显有问题，连半流质食物都咽不下去，讲话声音也很含糊。跟娟的丈夫商量以后，我们给她插了鼻饲胃管。这样既可以防止进食呛咳引起突然窒息等意外情况的发生，也可以多给她补充点儿能量，娟的丈夫照旧为她默默地忙碌着。

有一天查房，小宇看着娟的丈夫耐心地为娟往鼻饲胃管里打流质食物，突然认真地问我："你说插鼻饲胃管是个什么滋味？"

"就是尝不到吃的东西是咸的，还是甜的；是好吃，还是不好吃的那种滋味。"我头也不抬地回答。

鼻饲胃管是直接从鼻腔插进胃里的，所有从鼻饲胃管里打入的食物基本不经过患者口腔，自然也就无从分辨味道。

"姐，这流质食物实在是太难吃了，万一哪天我要是遭遇不幸，也需要插鼻饲胃管了，你千万记得帮我往里头打点儿小笼包的汤汁哦，就当是可怜可怜我，做件好事吧！"

看见小宇一脸虔诚地在那里一副痴人说梦的样子，我乐了："你个馋猫，都要插鼻饲胃管了还念念不忘小笼包啊！"说完我伸手摸摸她的额头，看看她是不是发热才说的胡话。

由于上一次娟对于激素的反应很好，黄老师准备再给她冲击一次甲基泼尼松龙试试。这一次的激素治疗似乎没有上一次那么好的疗效，用药之后娟的吞咽与构音障碍仍然没有完全恢复，脸上也依然麻木。经过讨论，我们打算给她延长药物维持的时间。

一段时间的激素用下来，娟原本清瘦的脸庞慢慢有些圆润起来，娟的丈夫见到娟胖了，觉得很高兴。我们知道这种现象属于激素应用以后出现的库欣综合征。所谓库欣综合征，就是指到病程后期满月脸、水牛背等向心性肥胖的征象，是激素产生的不良反应。小宇想了想，没忍心告诉他真相。

腰穿的结果显示，在娟的脑脊液里分离出了寡克隆条带，这种条带的存在也就充分证实了娟得的是一种叫脱髓鞘的疾病。

什么是脱髓鞘呢？髓鞘与轴索是有髓神经纤维的两个组成部分，包裹在神经纤维外面的那层叫作髓鞘，里面的内容物就是轴索。

我对娟的丈夫解释道："我们的神经回路就好比像是一根根复杂交错着的电线，里面的铜芯是轴突，外面包裹着的一层塑料绝缘保护层就是髓鞘。不论是周围神经还是中枢神经都有髓鞘成分存在，在我们的神经系统这个大电路当中，髓鞘膜正是起到类似于绝缘体的效果，对里面的神经轴突产生充分的保护性作用。我们所说的脱髓鞘，指的是发生在脑与脊髓的中枢性髓鞘脱失疾病，该病侵犯的多是脑、脊髓以及视神经等结构。

病因学方面大多和感染、免疫力下降以及自身免疫反应等有关。如果髓鞘破坏了，就会呈现多发性的病灶中心，损害发生在哪里就会出现相应的症状。"

脱髓鞘这类疾病多以病灶在解剖部位上的空间多发性与病程反复发作的时间多发性为特征。简单来说就是，这种疾病可以一次又一次地发作，每一次又会造成不同部位的损害，患者就在这一次次频繁的缓解与复发当中变得逐渐衰弱，直到最后残疾，甚至死亡。

在我们神经科医生看来，这是一种相当残酷的疾病，和运动神经元病一样，基本属于"下诊断就等于判了终身监禁"的那种。所有的脱髓鞘疾病中最常见的就是多发性硬化，我们怀疑娟得的就是多发性硬化。

黄老师让小宇说说对于娟的疾病的看法。

"两次发作，两个互不联系的独立神经系统损害证据，"小宇不假思索地脱口而出，"这次影像学检查还出现了典型的脑室周围与侧角附近的病灶，腰穿进一步证实了脑脊液中存在阳性的寡克隆条带，说明存在有蛋白鞘内合成的依据，多发性硬化的诊断应该是显而易见的。"

听完小宇一气呵成的分析，黄老师赞许地点点头，夸奖小宇有进步，"断案"思路日渐清晰。

"那是，小宇可是当红炸子鸡啊！"我取笑她。

娟很乐观地配合着我们的治疗，有一天她觉得精神好了些，想起来尝试着走几步。没走出几步去，她就觉得髋关节那里一阵剧烈疼痛，一个趔趄差点儿跌倒，她丈夫急忙扶她躺了回去。

"可能是在床上待得太久，猛地起身觉得有点儿不适应了。"娟躺在床上抱歉地笑着说。

黄老师认为事情没有那么简单："给她扫一个髋关节平片看看。"

结果正如黄老师预想的那样，娟的平片显示她的股骨头已经开始发生坏死，这往往是激素应用以后的一个严重不良反应。之前为了预防这种不良反应的发生，我们已经给娟加用了大剂量钙剂等，但似乎没有奏效，还是不能阻止骨质疏松与骨坏死的发生。黄老师决定把娟的激素用量减小一些，再增加一种其他的免疫抑制剂辅助治疗。如果股骨头坏死的情况进一步严重，就会有骨折的风险，甚至有可能需要做人工髋关节置换手术。我们嘱咐娟暂时不要下床，先好好在床上休养一段时间。

调整用药后的某天早上，我们正按照惯例查房，娟的丈夫慌慌张张地跑过来说，娟觉得透不过气，面色也不好了。黄老师带着我们过去看。娟在病床上脸涨得通红，费力地大口大口呼吸着。小宇赶紧过去给她测氧饱和度，仪器上显示的数字只有 85%。

"面罩吸氧，再给她上一瓶呼吸兴奋剂。"黄老师立即指挥着病房护士采取紧急抢救措施。

吸上氧气以后，娟的情况缓和了很多，黄老师嘱咐我们要密切注意娟的病情变化。

当天中午，娟的丈夫又过来说，娟的手也有点儿抬不起来了。我跟他过去查看后发现娟上臂的力量果然有些减弱，拳也有些握不紧。

"是不是病情又有进展？"娟的丈夫问我。

我向黄老师汇报："呼吸受到了影响，手臂肌力也有减退。"

"会不会是颈部脊髓又出现了新病灶？"我问道。

"很有可能。"黄老师说。

颈部磁共振的报告证实了我们的推断，在娟的颈髓平面确实又发现了一处新病灶。这个部位的病灶由于节段比较高，严重者可能引起四肢瘫痪，并且极有可能会影响到患者的呼吸，造成生命危险。

屋漏偏逢连夜雨，不幸被我们言中，之后几天，娟的症状果然越来越严重。四肢的肌力逐渐减弱，靠鼻导管与面罩吸氧也渐渐不能维持她日益衰弱的呼吸了。坚持了几日后，我们为她做了气管插管，再后来又做了气管切开手术。

考虑到娟在这一次的复发尚未完全缓解的时候，又出现了新病灶，发生了新状况，黄老师认为娟极有可能属于多发性硬化中比较罕见的进展恶化型。由于娟存在可疑股骨头坏死的情况，我们考虑给她加用价格相对昂贵的丙种球蛋白。

　　用药之后娟的症状暂时平稳些了，只是从那之后，她再也没有机会恢复得像从前一样，也再没有离开过我们的病房。这当中，她的病情时好时坏，直到两年后又出现一次严重复发后去世。

　　后期，娟的库欣综合征日益严重，在娟身上再也找不到从前那种纤瘦秀丽的样子。她丈夫常常会悄悄地拿她过去的照片出来看，对着上面那个文静美丽的娟抹泪。

　　娟没有孩子。她曾经说，她带的学生就像是自己的孩子一样。娟的丈夫在她生病的整个过程中一直默默陪伴着她，甚至学会了如何调整呼吸机的参数，还学会了帮娟更换气管套管，我们都说这就叫作"实践出真知"。

神经科医生的话

　　普通人都会觉得癌症很可怕，总是一副谈"癌"色变的样子，其实在神经科疾病当中有许多也属于不治之症。

　　我在这里所说的"不治"的意思是指这些疾病一旦罹患，现有的医疗手段尚没有针对这些疾病十分行之有效的治疗方法。而这些疾病所产生的后果大多十分严重，通常都会影响到患者的生命。只是神经科的这些不治之症，还没有被大众所认识、熟知而已。

　　本章中，我举的是运动神经元病与多发性硬化这两个例子。前一节里提到的运动神经元病可以算作是神经科的几大"绝症"之一；后一节与自身免疫机制有关的多发性硬化症同样由于病程迁延反复而有可能伴随患者终身。

　　在运动神经元病中，肌萎缩侧索硬化症是典型代表。这是一种临床表现多样，以进行性出现皮质脊髓束、脑干和脊髓前角运动神经元变性为主要特征的综合征。目前，有关这一类疾病的病因与发病机制并不十分明了。外源性因素如吸烟、重金属及杀虫剂等毒物、药物、病毒感染等均有可能是导致退行性变产生的原因。

　　绝大多数运动神经元病的患者都是在起病一年以后方才就诊的，临床诊治多具有一定的延迟性。患者逐渐出现肢体肌肉的萎缩、无力，吞咽、言语功能均受到影响，并逐渐出现呼吸困难等症状。部分患者以肉跳感、痛性痉挛、肌肉痉挛、发僵等为早期症状，少数患者可能伴有认知障碍和锥体外系反应等。以延髓症状起病者，多出现流涎、构音及言语损害，容易有强哭、强笑等延髓麻痹的症状，并且会较早出现营养障碍和呼吸衰竭。

　　随着吞咽困难的出现及加重，患者的营养障碍和体重下降明显，肌无力和肌萎缩慢慢恶化，关节会呈现屈曲痉挛状态。随着病程进展，患者还会出现呼吸肌无力加重，肺活量显著下降，呼吸进一步发生困难，最后可能因为呼吸衰竭和并发肺炎而导致死亡。

　　正如我之前所提到的，对于神经科医生来说，一般都是闻"运动神经元病"而色变。这类疾病的病因不清，迄今为止尚无特效治疗之法，可以选择的药物也寥寥无几，目前临床上仅仅能够选择力如太这种药物，通过抑制谷氨酸释放来对抗细胞内兴奋性氨基酸神经递质谷氨酸的作用，发挥治疗效用。

　　在神经科的临床实践中，我们往往喜欢应用力如太联合维生素 E 来延缓病情的进展，改善患者的生活质量；对少数存在免疫异常者还可以试用静脉注射免疫球蛋白的方法或者试用激素、环磷酰胺、硫唑嘌呤等进行治疗；其他可以选择的药物还有神经生长因子（NGF）。

除了上述药物治疗以外，对早期或轻症患者应当鼓励其接受适当的理疗与体疗。如发生进食困难者可以给予流质饮食，必要时可以插鼻饲胃管来维持患者的营养；对存在呼吸肌麻痹者应当实行气管切开，必要时人工呼吸以维持通气。

对于运动神经元病患者来说，整个生命到了后期便会渐渐丧失运动的能力。许多晚期患者需要的其实就是一台能够供氧的呼吸机而已，"渐冻人"们也只能在呼吸机辅助呼吸的情况下来延续自己的生命。

而后一节中提到的多发性硬化，它的发病与遗传因素和环境因素以及病毒感染诱导的自身免疫机制相关。临床表现极其多样化，患者在起病两周以内可能出现如不明原因的发热、上呼吸道感染、腹泻、疫苗接种或者过敏性皮疹等前驱事件。而典型多发性硬化的首发症状包括肢体麻木、疼痛或感觉异常、肌无力、视力减退、走路不稳及大小便异常等。此外，还可能有一些少见的症状，包括认知功能减退、意识障碍与癫痫样发作等产生。另外，有些患者还可能出现视力减退等特发性视神经炎的症状，少数患者表现为急性横贯性脊髓炎（指损害了脊髓的所有部分）。

多发性硬化病变在中枢神经系统内的多发、散在、随机的空间分布特征决定了患者多样化的临床表现。随着病程的进展，累积的病变不断增加，同时还会产生一系列弥漫性的症状，导致患者出现明显的神经功能残疾，甚至最终危及患者生命。因此，多发性硬化在临床上也属于神经科"难治之症"之一，同样需要我们积极地加以预防。

对于多发性硬化的治疗，针对其自身免疫的发病机制，临床上我们往往会选择糖皮质激素、环磷酰胺、硫唑嘌呤等免疫抑制剂类药物来进行治疗。对于发作频繁者则推荐使用β-干扰素治疗，以减低发作频率。另外，比较新型的治疗药物还有那他珠单抗，恶性多发性硬化者还可以考虑应用米托蒽醌（一种抗肿瘤药物）治疗。

对于临床疑似多发性硬化患者，必须每3个月复查一次头颅磁共振，在发作期间应当十分注意避免疲劳、感冒等各种可能诱导疾病复发的因素。

由于多发性硬化常与异常的自身免疫反应相关，因此，在这里我要特别提醒一下年轻父母，从神经科医生的角度来看，不建议给孩子过度地预防接种（常规计划内的疫苗除外）。因为某些非正规疫苗会产生异常免疫原性，从而在机体激活某些抗原抗体反应。临床实践当中，我们也确实遇到过许多由于不正规疫苗接种在儿童与青少年人群中诱导出现癫痫发作或是脱髓鞘性脑病发生的病例。

平时，我总是爱和患者们还有学生们开玩笑说"神经病没好事儿"。许多神经病一旦沾上了，往往就是患者一辈子的困扰，所以我们的工作重点之一就是要积极地做好预防工作，最大限度地防止这些疾病的发生。

　　许多神经系统疾病的特点就是病情容易迁延与反复，而很多患者也就在这样一次次地迁延与反复当中慢慢地和我们成了一辈子的朋友。

Chapter·θ4

对于癫痫，
我们了解得太少

癫痫发作有惊厥性
的，也有非惊厥性的，
并不是所有的癫痫发作都
会出现倒地与肢体抽搐。许多
癫痫患者家属在提供病史时往往只
注意到抽搐发作时的类型，而
忽视了其他类型的发作。

癫痫女性也能生育吗

莎莎是某航空公司的地勤，据说她以前曾经做过一段时间空姐，后来因为癫痫发作，没有办法再做空乘，便改行做了地勤。莎莎面容白净、五官精致、身材高挑，是个十分标致的美人坯子，但是患有癫痫这种疾病让她一直有些自卑。

由于病情没有办法完全控制，莎莎的癫痫每个月都会发作，而且时常会在毫无征兆的时候发作。她在工作或是开会的时候，常常不经意间就那么直挺挺地倒下去，全身僵硬后开始发生连续抽搐。而她自己对发作的整个过程一无所知，好几次都是被同事发现了以后赶紧送去急诊。她换过好几家单位，有几次是因为不想让别人知道她有这种疾病，还有几次是公司得知她的这种情况后借故辞退了她。

莎莎多年来一直保持单身，以前她曾经有过一次失败的婚姻。莎莎的前夫凯是某家 IT 公司技术部的骨干，两人结婚以前凯并不知道她有这样的病症。筹备婚礼的前夕，有一次两人一起去逛家具商城，在一个豪华的双人床展台前，莎莎发病了。她在当时还是未婚夫的凯的面前就那么倒了下去，倒在那张异常精美的展示床上，开始剧烈地抽搐。

凯被莎莎的发作惊到了，平日里的莎莎优雅恬静，而倒在床上的莎莎面容扭曲、表情痛苦，完全不似往常那般模样。随即他叫来一辆出租车送莎莎去了医院。这次事件让莎莎觉得很难堪。但是那时的凯对莎莎还是表现出了宽容与理解，两个人也如期举行了婚礼。举行婚礼的那天，莎莎觉得自己很幸福，因为她觉得自己找到了可以包容她一切的男人。

婚后，丈夫也对她十分体贴，在不忙的时候还会抢着做些家务，这让莎莎很是感动。她也主动申请把自己调换去了不太忙的部门。那段时间，每次她来我的门诊说起自己的丈夫，脸上都洋溢着幸福。作为她的主治医生，我由衷地为她感到高兴。

莎莎的癫痫发作是从 20 多岁开始的，之前并没有什么特殊的原因。她做过好几次磁共振与脑电图之类的检查，也一直没有发现可以解释发作的颅内病灶。按照我的推断，有一种原因可能是空乘人员长期在高空低压的环境下工作——这种比较特殊的工作环境造成莎莎癫痫发作。

后来，莎莎对我说她想要个孩子，因为凯很喜欢小孩，平时他总是爱逗别人家的孩子玩儿。她问我癫痫的发作会不会影响到生育，我想了想告诉她很有可能。因为她的发作属于程度比较剧烈的痉挛抽搐，医学上称为"强直 - 阵挛性发作类型"，这种发作症状属于临床上较为严重的一种。如果在怀孕的时候再次出现像这样的全身惊厥性抽搐，有可能会导致胎儿发生宫内缺氧，甚至是窒息，会导致流产或者胚胎发育异常。

听了我的话，莎莎迟疑了半天，说："凯那么喜欢小孩，我很希望能为他生一个正常的宝宝。"

我对她说："要不等你的情况控制得再稳定一些之后，试一次看看吧！"

癫痫患者的生育问题一直是神经科医生重点关注的方向，很多因素确实会影响到癫痫妇女的正常生育过程。

我对莎莎详细解释说："首先，由于孕期女性的激素水平会发生相应变化，随着这种改变有可能会导致癫痫发作更加频繁，而生育过程本身也有可能会导致患者出现发作变得频繁的趋势。其次，孕期女性体内的血浆容量会大幅度增加，使得原来正常服用的抗癫痫药物的血药浓度降低，不能很好地控制发作，从而造成发作频率增加。因此，我们往往会建议孕期癫痫女性患者可以考虑适当增加抗癫痫药物的用量。第三，抗癫痫药物本身可能会对胎儿造成影响。有些抗癫痫药物具有明显的致畸性，长期服用之后可能导致新生儿发生脊柱裂、唇裂、腭裂等一系列畸形。还有，部分孕期女性到怀孕后期有可能出现高血压、子痫[1]等不可预知的情况，如果本身有癫痫病史，这又会在无形中加重并发症可能造成的风险。因此，我们还是建议育龄期女性患者能够谨慎一些，最好在癫痫发作情况控制得比较好后再考虑怀孕的事情。如果等宝宝出生之后才发现存在这样或者那样的先天性畸形，往往会给自己和孩子带来一辈子的痛苦与负担。"

"那我再等等看吧！"莎莎笑笑说。

我一直觉得莎莎是一位异常坚强的女人，我总是能从她的脸上看到一种从容不迫的神情。

关于莎莎和她丈夫想要孩子这件事，最着急的要数莎莎的婆婆。当凯发现莎莎有癫痫这种病症的时候，他并没有打算告诉他母亲，因为他爱莎莎。他知道，如果母亲得知莎莎患有这种病，肯定会毫不犹豫地拒绝他们结婚。如果单纯的爱情里面掺杂了父母的因素，情形往往会变得异常复杂。

莎莎的婆婆对于小两口婚后迟迟没有要孩子这件事有些耿耿于怀，她一直觉得是年轻人不太懂得照顾自己。她甚至要求搬过去和小两口一起住，那样方便照顾两人的饮食起居。凯婉言谢绝了母亲的要求，因为他怕日子久了，母亲总有一天会察觉到莎莎的病情。他总对母亲敷衍说，自己还没有玩儿够，所

1　妊娠期高血压疾病的状况之一，是世界范围内构成孕产妇生命威胁的常见疾病。

以不急着要孩子。为此，凯的母亲对莎莎很有意见。

　　然而，纸包不住火。有一天，莎莎从我这儿配完药回去，随手把药盒扔在鞋柜上，后来她自己也忘记了这件事。那天，她婆婆突然过去给他俩送了点儿小菜，结果就在鞋柜上发现了那些药盒。仔细研究药品说明书之后，老太太终于知道了莎莎患有癫痫这个事实。她找来凯质问，为什么这么严重的事情要一直隐瞒着她，并且把一切都怪罪到了莎莎身上。然后莎莎找到我说，她无论如何都想试试要一个孩子。

　　有一天我正在看门诊的时候，一位老太太过来找我。我问她想要看什么病，她不慌不忙地从包里掏出一本病历——我一看上面正是莎莎的名字，便知道这位就是莎莎的婆婆了。

　　老太太一页一页地翻着莎莎的病史，并要求我仔细地为她解释一下癫痫这种疾病的患病原因、后果，以及对将来怀孕可能产生的影响。"这个病遗传的机会大概是多少啊？"她急切地问。

　　对于她的问题我逐一耐心地解释，并且对她说明，**并不是所有的癫痫患者都不适合生育，只要病情控制得理想，许多癫痫女性也能生出健康的宝宝。至于遗传，那是个概率问题，一旦碰上的话就是百分之百。**

　　"按照你的意思，以后孩子还是有可能会患上癫痫咯，好像还有可能会发生畸形，对吗？"老太太听完以后将信将疑，并不满意，"那怎么行啊，医生，你不晓得喔，这个病人啊，她是我儿媳妇，以前都不对我们讲她有这么严重的毛病的哦！你倒说说看，她这个样子是不是等于在骗婚啦！唉，我儿子可怜啊，什么都不知道，最最不幸的就是他了……"

看着她夸张地边摇头，边叹气，我忽然打心眼儿里有点儿讨厌这个面相略显刻薄的老妇人，并有些为莎莎担心。

等老太太离开诊室，我打电话给莎莎，跟她说了她婆婆来找我的事儿。莎莎平静地告诉我，她婆婆早晨神神秘秘地在抽屉里翻看她的病历，正好被她撞见，她婆婆就对她说是想要去找一个熟悉的医生，帮忙咨询一下还有没有更好的办法来治好她这个病。

"我没有想到她会来找你。"她说。

莎莎再次来门诊的时候对我说她怀孕了，发现的时候已经有两个多月了。她婆婆天天在家里闹腾，威胁凯说，要是莎莎不能生出一个健康的孩子来，就让凯跟莎莎离婚。我也预料到会是这样的一个结果，便宽慰莎莎说她吃的那种抗癫痫药是一种新型制剂，对怀孕与胚胎发育并没有太大的致畸作用，这一点她基本不用担心。然后，我又叮嘱她一定要注意休息，**还可以开始适当补充点儿叶酸和孕妇专用维生素——在孕早期服用这些辅助药物可以减少唇裂、腭裂、脊柱裂等胎儿畸形的发生率。**

我还嘱咐她最好到一家有妇产科也有神经内科的综合性大医院去建孕妇卡，因为在那样的医院里生孩子，万一发生什么意外情况，相关专科医生凭经验可以第一时间处理突发意外，实在不行也可以让我们过去会诊，莎莎点点头。那次以后，莎莎很久都没有在我的门诊出现过。

大约又过了几个月，一天早上我正忙着为来测血药浓度的患者抽取血样标本，莎莎过来找我。看着她脸色苍白，有些憔悴的样子，我便问她这些日子怎么样。她苦笑着告诉我，孩子没了，我赶紧问她是怎么回事。

她说自从知道她怀孕以后，她婆婆真的搬去她家住了，还说服凯不让莎莎再出去上班，每天像盯犯人似的看着她，24 小时不分昼夜地贴身防范。这样的日子让莎莎感觉自己紧绷着的神经随时都有要崩溃掉的可能。

她向凯诉苦，凯总是说他母亲也是为了他们好，劝她再忍一忍，等孩子生下来就好了。有一天，她实在受不了婆婆又为了点儿小事儿一个劲儿地跟在她后面碎碎念叨，就与婆婆大吵了一架。争执的过程中，她癫痫发作了，摔倒的时候不慎撞到桌角，莎莎就小产了。

没了孩子，凯很伤心，婆婆开始不停地在凯的耳边唠叨，数落莎莎的不是，还说就是因为莎莎不肯听她的劝告，一意孤行，才造成了这样的后果。凯变得十分失落，并且开始出去酗酒。有一天，婆婆对莎莎摊牌，让她离开凯，还说如果莎莎真的爱凯的话，就不应该看着凯那么痛苦。

"我也想通了，凯和他妈妈都那么想要一个孩子，他妈妈又总是忌恨我对她隐瞒了病情。"莎莎对我说她打算接受她婆婆的提议，与凯协议离婚。

"那凯同意了？"我吃惊地问。

"不管他怎么想，我觉得是时候该放手了，"她淡淡地回答，"何况凯的确很优秀，他妈妈说得对，是我配不上他。"

莎莎最终还是结束了与凯的婚姻，她表示以后也不打算再结婚了："也许像我这样有这种病的人注定是要自己过一辈子的。"

我让她不要悲观，要对自己有信心，也许正是因为她太完美了，上帝才会为她留下这么一点点遗憾。

我鼓励她："其实很多名人都患有癫痫，比如著名的画家凡·高，再比如音乐家海顿，还有军事家拿破仑，以及科学家诺贝尔等。可能就是因为他们比常人多了那些异常放电[1]，才使他们成了颇有造诣的一代名人吧！"

听完我的解释，莎莎淡淡地笑了。

我不禁想起另外一对来自农村的年轻夫妻，每次丈夫都会陪妻子一块儿过来找我配药。妻子从小就患有癫痫，但是她对于药物治疗的反应很好，已经很多年都没有发作了，他们夫妻俩也打算不久之后要一个孩子。据丈夫说，他们是一个村里的邻居，从小青梅竹马，一块儿长大，他很早就知道妻子有那种病，但是他并不介意。

1　癫痫就是大脑神经元突发性异常放电导致短暂的大脑功能障碍。

很多女性癫痫患者都会关心能否健康生育这个话题。一般来说，如果患者服药之后能够控制住病情在 3 ～ 5 年内不再出现临床发作，我们就认为她的癫痫症状基本得到了缓解。女性患者可以在逐渐减少抗癫痫药物用量之后考虑怀孕事宜。

目前，临床上常用的几种新型抗癫痫药物，例如拉莫三嗪（利必通）、左乙拉西坦等，在导致胎儿畸形这类不良反应方面与传统抗癫痫药物相比，要小很多。如果在孕期头几个月注意补充叶酸与维生素，会更加有效地降低胚胎发育畸形的风险。由于顺产体力消耗过大，癫痫女性如果要分娩可能有诱导发作甚至状态持续的风险。因此作为医生，我们推荐癫痫女性采用剖宫产的方式。

那天，我详细地为那对小夫妻解释了计划要孩子前的各种注意事项，看着他俩乐呵呵、手挽手离开的模样，我不禁想起了莎莎独自一人离去时落寞的背影。

也许是在冷冰冰的钢筋混凝土结构里居住久了，有时，那些所谓更有文化的人群往往更容易丧失人类原本应有的宽容与理解的本性，就连心也逐渐变得冰冷起来。

折翼的小天使
——为孩子看病

⟨⟨⟩⟩

　　说实话，我一直比较抵触给孩子看病，特别是幼小的孩童，因为我特别不忍心看到可爱的他们号啕大哭的样子。

　　记得在儿科病房实习的时候，每次看到有幼儿被送去注射室打头皮针，小家伙们一个个哭得伤心欲绝，紧紧拉着爸爸妈妈的手不肯松开，然后又被打针护士死拖活拽着哄进屋里去的那个场景，总会让我觉得于心不忍。所以在儿科实习生涯结束的时候，我就坚定了以后绝对不做儿科医生的决心。

　　虽然复旦大学附属华山医院向来没有儿科与妇产科这两大可能会和小孩子打交道的科室，但是在我们神经科有时也会遇到儿童患者。好在都是 6 岁以上的大儿童，基本没有机会看到年纪太小的婴幼儿，但是被儿科叫去会诊这种事儿还是不可避免地时有发生。

记得有一次我去儿童医学中心会诊，患者是中心 ICU（重症监护室）里一个疑似患了神经肌病的 3 岁男孩儿。由于是在监护室，为保持无菌环境，减少感染风险，那里面的孩子没有家长陪护，所以常规性地都会被用上保护性约束。所谓保护性约束就是护士们会用约束带把孩子们的小手、小脚固定在床沿的杠子上，以免他们一不小心滚落到地面或者自伤等其他意外的发生。

当时我负责的那个小男孩儿病得很严重，看着他小小的身体软绵绵地躺在那里，可怜兮兮地哭喊着要找妈妈，我的眼泪一下子就出来了，几乎没有办法帮他继续做进一步的体格检查。后来我记得自己写完会诊意见之后，几乎是逃似的一溜烟儿跑出了中心 ICU 的大门。

那天从儿童医学中心回来，我在微博上写了下面这段话：

> 走出 ICU，听孩子的妈妈絮絮叨叨和我讲了将近 1 个小时孩子的种种可爱机灵，我既同情又无奈地回应她。再一次十分庆幸自己当初没有选择儿科专业，并不是我怕苦怕累，而是因为每一次从儿科病房出来，我总会有像是经历了人间炼狱一般身心俱疲的感觉。从事儿科确实需要极大的勇气，那种勇气是我时至今日一直都比较缺乏，也许还会继续欠缺下去的……

有一天下午我的门诊来了位 7 岁的小患者，是一个很可爱的女孩儿，她是蹦蹦跳跳地跟在爸爸妈妈后面进来的。我请她父母坐下，问他们孩子有什么地方不舒服。

女孩儿的妈妈一脸愁容，爸爸神色凝重地说："大约在 3 个月前，孩子开始出现左侧半身发作性抽搐，开始是偶尔会抽一次，现在发作得越来越频繁，几乎每天都会发作那么几次。"

"每次发作时人都清醒吗？"我问。

"每次发作她自己都知道，还会告诉我们她又发作过了。"孩子的爸爸说。

"做过磁共振没有？"我继续问。

"做过了，她右边脑子里有个病灶，我们之前在老家让神经外科医生看过，医生说可能比较严重，需要开刀。"孩子的妈妈掏出一张磁共振片子递给我。

我接过磁共振的片子看了看，果然在孩子大脑的右侧中央沟附近有一块不算太小的病灶，片子的报告上写着"怀疑胶质瘤可能性大"这个结论。

正看着片子，小女孩儿悄悄蹭到我身边，抬起头很认真地看着我说："阿姨，我能不能不开刀啊？他们说如果开刀的话就要把我的头发全部都剃掉了。我不想让他们剃掉我的头发，我害怕开刀！"

看着她微微扬起的天真可爱的小脸，我捏捏她那圆圆的脸蛋，安慰她说："好，我们不开刀，阿姨给你吃点儿药就好了！"

小女孩儿听我这么说，开心地笑了。

但是看过磁共振的片子后，我知道神经外科医生说的并没有错，从病灶的形状来看，的确十分像肿瘤。只是病灶的部位在功能区附近，即便是开刀，经受手术损伤以及之后水肿产生的压迫，都会导致瘫痪的发生。

我把我的顾虑告诉了孩子的父母，他们说神经外科医生也是这么对他们说的。从片子上看，医生认为病灶是低度恶性胶质瘤（神经上皮的肿瘤）的可能性比较大。因为病变在肢体的感觉运动区附近，手术确实有引起瘫痪的风险，所以医生建议他们先来找神经内科医生对症控制癫痫发作。2~3个月以后复查磁共振，观察病灶大小的变化，然后再做开刀与否的决定。

正说话间，女孩儿说："阿姨，你看我的左手又开始抽筋了呢！"

她的左边肢体开始不停地抽搐，不过持续时间并不长，维持了1分钟左右就缓解了。发作停止以后，我测试了她左侧手臂的肌力，也立即恢复了正常。我向孩子的父母解释说她的这种发作形式属于单纯部分性发作，即在发作的当时意识不丧失，只是出现肢体的抽搐。她的这种发作很有可能正是由于右侧脑部的那个病灶引起异常放电所造成的。

"我可以先试试用药物控制她的癫痫发作，但是靠药物来控制发作只是治标，手术去除病灶才是根本，"我安慰他们说，"虽然手术以后可能会造成肢体功能瘫痪，但幸运的是孩子受影响的是左手，我们日常活动一般多用右手，而她的右侧肢体功能没有受到影响，这也算是不幸中的万幸了吧！"

女孩的母亲擦了擦眼泪对我说："医生，我女儿平时用的都是左手，她从小就是个左撇子。"听了她的话，我不知道应该继续说什么。

那天下午，整个询问病史的过程都让我觉得颇为沮丧，因为预见到如此活泼可爱的女孩儿由于疾病的缘故今后很可能会变成一个残疾人，这让我的心一阵一阵地揪着疼。虽然一直在安慰女孩的父母，但是我明显感觉到自己的情绪也有些抑郁。

最终我为她选择了一种不良反应相对比较小的抗癫痫药物，让她先控制癫痫发作，然后再做打算。

开完药，她父母向我道谢，孩子很高兴地对我说："谢谢阿姨。"

我摸了摸她的头说："告诉阿姨你叫什么名字，好吗？"

她笑着大声回答她叫止瑄，然后就一蹦一跳地跟着父母出了门。

后来，止瑄的父亲过来找我配药，说是吃药之后孩子癫痫发作的次数减少了。我用手机拍了止瑄前一次的磁共振片子，拿去给神经外科的三师弟看。他问我孩子目前肢体活动怎么样，我告诉他女孩的四肢肌力和活动目前看起来都还很好，似乎并未受到影响。

"那就再等等看吧，"三师弟说，"孩子现在还没有肢体瘫痫，倘若做完手术后左边不能动了，孩子的父母肯定会接受不了这个结果的。看看病程进展情况，如果后面影响到肢体功能了再手术，风险相对会小些。"

从三师弟办公室出来，我忽然觉得长在止瑄脑子里的那个东西很残忍。

过了几个月，止瑄爸爸神色凝重地又过来找我说："两周以前，止瑄左边的手脚开始出现麻木的症状，从这周开始，她明显觉得左侧胳膊有些抬不起来，握东西也十分费劲。"

我对止瑄爸爸说："那就赶紧来做个核磁共振复查一下。"

核磁共振复查结果显示，女孩的病灶似乎比原来增大了一些，所幸磁共振波谱分析的结果显示 CHO（胆碱峰值）水平并不是很高，这个结论提示肿瘤偏良性的可能性比较大。我拿了复查的报告给三师弟看，三师弟让止瑄父母带着止瑄一起去他的门诊，他要和他们谈谈手术的事。

到了约定的那一天，我也去了三师弟的门诊等止瑄一家。

这次看到止瑄噘着小嘴，明显有些不太开心，我让她告诉我是谁欺负了她。她悄悄地拉我到一边，指指三师弟问我："阿姨，我爸爸妈妈是不是想让那个叔叔给我开刀啊？"

我笑了："止瑄最乖啦，那边那个叔叔是好人，他很喜欢止瑄的。阿姨告诉他止瑄的脑子里有个坏蛋，他保证要用一点儿也不痛的方法帮助止瑄把脑袋里面的那个坏东西赶跑！"

她点点头，想了想又对我说："阿姨，他们都说我的脑袋里长了个瘤子，现在爸爸妈妈都不让我去上学了，小朋友们也不敢跟我玩儿，我天天一个人，真的是很闷呢！"

我从口袋里掏出一根棒棒糖塞给她，哄她说："没事儿，等那个叔叔帮止瑄把坏东西赶走，止瑄就又可以去上学，和小朋友们一块儿玩了！"

拿着棒棒糖，小家伙高兴了起来。

三师弟过来摸了摸止瑄的左脸和左边的手脚，问她有什么感觉，是不是会觉得像是有个小蚂蚁在爬。

止瑄想了想说："小蚂蚁在爬？是有一点儿像呢！"

然后三师弟又让止瑄动动胳膊，再动动腿。看得出来小姑娘左侧的肢体活动力量明显减弱了，左手刚刚向空中举到一半就掉了下来。

三师弟做完体格检查，觉得按现在的情况止瑄还是应该尽快动手术。

"风险大吗？"止瑄爸爸很担心。

三师弟告诉他，止瑄大脑中的肿瘤正在逐渐长大，并且已经开始影响到孩子手脚的活动功能。虽然从片子上看，病灶偏良性的可能性比较大，但是如果要想确诊是何种类型的肿瘤，还是需要在手术中切除组织做病理学分析，只有病理结果才是黄金标准。

末了，他又对止瑄爸爸说："一般来讲良性肿瘤切除手术的愈后都会比较好，不会有太大的风险。"

我也安慰止瑄的父母，让他们不要有太大的心理压力。

手术日当天，我一大早就去看望止瑄。她静静地躺在病床上，头发已经被剃掉了。光光的小脑袋上扑闪着一双大眼睛，越发清爽可爱。

她见我去看她，就伸出右边的小手拉着我问："阿姨，他们把我的头发都剃了，我是不是变得不好看了啊？"

我摸摸她的头皮，摇摇头说："怎么会，我们止瑄什么样子都好看，我们止瑄从来就没有不好看的时候呢！不管止瑄是什么样子，阿姨都觉得止瑄是这个世界上最好看、最勇敢的好孩子！"

听我这么说，止瑄的小脸上露出了甜甜的笑容。

护工师傅过来推止瑄去手术室，我朝她做了一个握拳加油的手势。小姑娘让我保证一定要在病房里等她回来，我使劲儿地忍住眼泪，留给她一个微笑。

由于术前评估得当，止瑄的手术很成功，孩子恢复得也很快。病理结果出来了，止瑄脑子里的肿瘤是胚胎发育不良性神经上皮瘤，属于比较少见的一种神经上皮起源的肿瘤。这种肿瘤在临床上多以癫痫发作作为其主要表现，基本属于良性肿瘤的范畴。经过外科手术治疗的预后较为良好，一般不需要进一步的放疗与化疗。

手术对止瑄左侧肢体功能确实产生了一定的影响。有一天，我买了点心去看她，她正用右手拿着笔在纸上写写画画。

我问她在画什么，她很认真地说："爸爸说以后我都要靠右手来活动了，所以我在练习用右手写字呢！"

她给我看她用右手写的自己的名字，我点点头，对小丫头竖了竖大拇指。

看着止瑄天真无邪的脸庞，我开始觉得自己似乎慢慢有了些勇气，或许我也可以尝试一下去面对那些折翼的小天使。

后来，我对三师弟说："这是又一例神经内外科同仁间精诚合作后，诊治病例比较成功的典范。"

三师弟赞同地说："癫痫手术如果想要获得成功，系统而充分的术前评估很重要。"然后他还得意地冲我来了句，"不愧是你的发小吧，你哥们儿我的手艺活儿还是很可以的！"

我差点儿没被他那股洋洋自得的劲头给呛到，毫不客气地送给他一个白眼。

癫痫发作并不只是
"抽痉"那么简单

李师傅是某家餐馆的大厨，据说他的菜做得很棒，每个月也收入颇丰。只是几个月之前，他开始经常不自觉地出现一种奇怪的行为，就是会毫无征兆地停止手中的活儿，并出现双眼瞪视不动、发呆愣神的情况，同时伴随着右手漫无目的地拍打、摸索的动作。每次都要好几分钟才能缓过劲儿来，人清醒以后对自己的发作情况还一无所知。发作次数多了以后，他的家人和同事都劝他来医院看看病，好好检查一下出现这种奇怪行为的原因。

听了李师傅发作时的表现，我初步判断他的症状属于癫痫发作的一种，于是建议他做脑电图与磁共振等相应的检查。

"我的症状是癫痫吗？"李师傅听完我的诊断以后觉得很纳

闷，"别人都说癫痫发作是眼睛翻上去以后抽痉（癫痫发作症状的专业描述，意为肌肉不自主痉挛，手脚抽搐）的，我从来都没有抽痉过，难道也会是癫痫吗？再说我们家里可从来没人患过癫痫这种疾病啊！"他似乎并不理解也不太相信我的判断。

"并不是所有的癫痫发作都会出现肢体抽搐，"我说，"许多不抽痉的发作也是癫痫。"

在很多人的常识里，癫痫发作都是要抽痉的，这种疾病在民间还有着诸如"羊癫疯"之类的别名。其实这是一种误解，**很多患者出现的癫痫发作并不伴有抽搐**。有一种特殊的、医学上称为"复杂部分性发作"的类型，患者大多仅仅出现意识模糊，对环境接触不良，然后开始做一些无意义或看似有目的性的动作，临床上称为"自动症"样发作。这种动作常常表现为突然瞪视不动，随后机械性地重复原来的动作，如反复吸吮、咀嚼、清喉咙、搓手、解衣扣、无目的地摸索等。严重者甚至会出现外出游走、奔跑、乘车、登船，也可能会出现自动言语或者叫喊、唱歌等。

从李师傅的症状来看，我认为他的发作类型极有可能就是这样一种"复杂部分性发作"。很多时候，这种不发生抽搐的癫痫发作比那种以抽搐为表现的癫痫发作要更难控制。我向李师傅讲述了另外一位在我这里看病的老先生的情况。

那位老先生已经 60 多岁了，每次发作的时候，他总是突然两眼发直，嘴里念念有词地起身，然后开始在屋子里漫无目的地行走。有一次发作的时候家属没注意，他直接开了门朝屋子外面走去，一直走到大街上，然后沿着每天晚上散步的路线溜达完一圈之后才又回到家里。他女儿发现他不见了，找了半天也没找着人，吓得差点儿打电话报警。

脑电图结果提示李师傅脑内的确存在着异常放电，磁共振检查发现他右侧的颞区（俗称"太阳穴"部位）有一个海绵状血管瘤。我告诉他很有可能就是海绵状血管瘤这种异常结构在颞叶脑区诱导产生了痫样放电，导致他发呆以及不自主动作。

随后我建议他开始吃卡马西平这种抗癫痫药，他问我这种药物大概需要服用多久。我说因为癫痫属于一种慢性疾病，一般需要等发作症状完全控制以后，再坚持服用 3~5 年才可以考虑逐渐减少药物用量。他想了想说他让儿子上网查过，抗癫痫药物对于肝肾功能的损害都比较大，他有些担心长期服药会产生不良反应。

"反正我的症状既不会摔倒又不会抽疼，那就先不吃药看看吧，您说的规律生活我做到就成。"他执意不服药，说是先回去把吸烟、喝酒、打麻将之类的不良嗜好通通戒掉试试。

1 个月以后，李师傅又出现在我的诊室里，这次是他儿子送他来的。见到我后，他就连声后悔地说上次应该听我的话开始吃药。我看着他的右手背皮肤明显地红肿、破溃的模样，就问他是不是发生了什么意外的情况。他儿子告诉我，前几天李师傅像往常一样在单位里上班，做菜的时候他突然发作了，当场就呆立在那里，还无意识地把右手伸进滚烫的油锅里。当时，厨房里的人都在忙活，没有人注意到他的发作，后来还是一个配菜的师傅发现了异样，赶紧把他送去烧伤科治疗。

"我爸这次发作害他把工作都给弄丢了，"李师傅的儿子说，"他不懂，自说自话不肯吃药。医生，你给他开点儿效果好的，能够帮他控制住发作的药物吧。"

我问他平时有没有药物过敏的情况，他说没有。我给他开了卡马西平缓释剂，并再三嘱咐他回去以后一定要缓慢地增加剂量，如果出现皮疹或者过敏的现象就赶紧再来找我换药。

这里必须要说一下，卡马西平这类药物对于控制部分性发作，特别是复杂部分性发作虽然很有效，能够比较理想地减少这一类发作的频率。但是这种药物同时也存在着一种严重的不良反应，就是有可能会引起部分患者发生过敏反应，轻者出现发热、皮疹，严重者甚至会患 Stevens-Johnson 综合征（SJS）。SJS 属于重型药疹的一类，主要是指患者由于对抗癫痫药物过敏，引起以多形糜烂性红斑为表现的一组综合征，可以累及口腔、黏膜、皮肤及眼睛等部位。这种综合征一旦发生，往往来势凶猛，甚至会危及患者的生命，这也是我们临床医生在用药时比较害怕的危急情况之一。

造成 SJS 的原因主要是药物或其反应性代谢产物与某些特殊体质的患者体内存在的一种大分子物质共价结合以后，在患者机体内产生异常的免疫应答反应所致。

SJS 的临床表现主要是极度的高热、不适感以及快速发展并且程度剧烈的斑丘疹和皮肤损害，严重者同时也可累及全身的黏膜组织。这种综合征引起患者死亡的概率大约为 50%，如果发生在儿童患者当中，后果常常更为严重。患者出现 SJS 后，我们通常需要请皮肤科的同事过来帮忙，予以大剂量的激素与丙种球蛋白冲击治疗，另外还要辅助一系列的抗感染措施，防止患者病情进一步恶化。

虽然这类不良反应的出现与患者的特殊体质有关，但是在患者用药的过程中如果发生了 SJS，作为医生，很多时候我们会比较难以取得家属的理解，这往往也是产生医疗纠纷的源头。

曾经有一个典型的案例，某家三甲儿童医院的医生由于给一位 8 岁男孩儿开具卡马西平，结果在用药的过程中男孩儿不幸发生了严重的 SJS，导致全身大面积皮肤黏膜溃烂，发生在口腔、鼻腔部位的黏膜溃烂影响到了患儿的呼吸与通气。由于溃烂程度严重，无法实施气管插管等抢救措施，最终导致患儿死亡。

有关部门将此判定为用药不当引发的医疗事故，该名医生由于未能向家属充分说明药物可能造成的严重后果，故而被判处责任事故，还差一点儿被吊销了医师执照。因此很长一段时间，在临床工作中我们谈起卡马西平类药物和 SJS 的时候总是会心有余悸。

幸好李师傅服药的过程还比较顺利，没有发生过敏与皮疹之类的反应。药物也较好地控制了他的发作，但是在他疲劳或者感冒等身体状况比较虚弱的时候仍然会不时发作。

后来李师傅对我说，受伤以后他一个人在家里休养，因为单位领导觉得他的这种发作太可怕了——"他们怕我万一哪天点把火把厨房烧了，于是不同意我再回去上班。"

那段时间，他觉得自己似乎得了严重的抑郁症，整天情绪低落。种种的不顺心让他感到自己的脾气都变得越发大了起来，三天两头就会和老婆发生争执，原本和睦的家庭开始产生裂隙。

"很多时候我也想控制自己，但是火气上来了总是抑制不住。"他沮丧地说。

情绪方面容易产生波动确实是很多颞叶癫痫患者可能出现的并发症之一，我找来李师傅的爱人，向她详细解释了李师傅的病情。他爱人向我抱怨说他在得病以后变得暴躁、易怒，感觉像是完全变了一个人。

我向她说明了患者出现情绪变化的可能原因是因为颞叶海马等部位与人的情感记忆密切相关，颞叶癫痫的患者由于这些部位不断地发生异常放电，可能会导致相应结构的破坏与情绪记忆等正常功能的损害。

"这种情况往往需要家属更多的理解与宽容。"我对她说。

她听完以后点了点头。我还建议，如果李师傅情绪实在难以控制，可以尝试给他服用一些调节情绪的药物。

后来李师傅还专门向我咨询了有关癫痫手术的问题，问我手术治疗能不能使他的毛病彻底"断根"。我对他说，像他这种情况，由于放电与病灶所处部位都相当局限，如果药物控制疗效不佳，可以考虑手术治疗。颞叶癫痫也是手术适应证之一，但是对于能否"根治"这个问题，目前还比较难说，大部分患者在手术以后还是要继续口服药物进行治疗的。

许多患者在日常门诊中都会问到这个问题，我的回答是：并不是所有的癫痫都适合手术治疗。

作为癫痫专科医生，我们一般认为以下几种情况的患者适合手术治疗：

1. 经过系统性抗癫痫药物治疗无效，癫痫仍然频繁发作者。

2. 癫痫发作影响到其日常生活与基本功能的患者。

3. 应用已有的诊断检查技术可以发现引起癫痫发作的局部致痫性病灶，并且针对该病灶的手术不至于产生严重神经功能障碍者。

像前文提到的止瑄的那种情况，是由于脑部肿瘤引起的癫痫发作，就是一个非常好的手术适应证案例。总而言之，必须是"药物难治性癫痫"且"存在明确的致痫灶"，同时要保证手术不会引起严重功能障碍，并在排除了手术禁忌证等情况下，才能考虑实施手术治疗。

为了达到以上目标，判断一个患者是否适宜采取手术治疗，正规医院神经外科医生都会在决定手术之前对其进行严格的评估。术前评估的方法有很多，非创伤性检查方法包括脑电图、神经影像学、功能影像学和神经心理学等。在非创伤性检查结论不肯定，或者是施行切除手术前为了更加准确地确定皮质功能，神经外科医生还会考虑应用创伤性检查方法。

创伤性检查方法通常指的是颅内电极脑电图和大脑皮质功能描记定位这两项。只有通过术前评估，医生才能确定患者的癫痫发作类型是否能够通过某种特定的手术方式进行治疗，并评估拟施行手术可能获得的疗效与出现并发症的概率。另外，医生还会预计手术后可能产生的困难，以便能够事先准备好相应的处理措施。

"只有做了充分准备的手术，才有可能获得最后的成功。"这是三师弟的名言。我经常告诉我的患者及其家属，癫痫治疗是一个长期作战的过程，需要的是规范化处理以及长久的信念和坚持。

现在打着治疗癫痫招牌的专科医院很多，治疗癫痫的手段也是五花八门。许多医院缺乏正规的理念，各种奇奇怪怪的所谓"中药"名目繁多，各式各样所谓"包治癫痫"的手术方式更是层出不穷。很多来我们这里看病的患者，都是经过某些医院所谓的"埋线""激光"等匪夷所思的治疗之后，发作仍然没有得到有效的控制，最后还是在我们的门诊经过规范化的调整，应用抗癫痫药物，才得到了比较理想的治疗结果。

癫痫患者应该怎么吃

临床工作中，医生经常遇到癫痫患者或家属，关心癫痫患者应该吃什么、不应该吃什么这类话题。关于癫痫患者的饮食众说纷纭，所谓的"专家"常常会语重心长地给出种种"忠告"。比如有的说牛羊肉不能吃，也有的说辛辣食物不能吃，更有的说容易"发"的东西不能吃等。

我认为对于疾病的认识，还是需要以科学为基准。癫痫疾病的诊断治疗需要规范，有关饮食禁忌方面的考虑也应当合理，不可偏听偏信。

那么，癫痫患者到底在饮食方面需要注意什么呢？

1. 羊肉、猪肉能不能吃

民间关于癫痫疾病有许多通俗的称呼，比如"羊癫疯"或者"猪脚疯"等。大概是因为患者发作时常见的抽搐症状比较接近于羊或猪癫狂抽搐时的状态，从而给出的象形模拟性称谓。由此，这一疾病就和羊、猪之类的动物莫名地扯上了关系。在日常医疗工作中，我听到过最神乎其神的关于癫痫饮食禁忌的某种江湖传言称，民间对于癫痫病的叫法当中包含了羊与猪这两种动物，得这个病的人是因为犯了忌讳的缘故。他们认为癫痫患者应当绝对禁止食用羊肉与猪肉，否则这种疾病将终身不愈。

此种传言纯属无稽之谈。由于癫痫疾病为古老而原始的病种，且其发病机制多与脑部异常放电有关，故长久以来人们对于这种疾病的认识多有一层神秘色彩，有关病因学等方面的解释也多有怪诞离奇之谈。需要纠正的是，**羊肉、猪肉富含蛋白质且并无食用禁忌**。从事癫痫专科这么多年，我从来没有见过哪位患者由于不小心多吃了羊肉、猪肉而引起发病。

2. 牛肉能不能吃

除了羊肉、猪肉以外，民间还普遍存在一种观点，认为癫痫患者不宜进食牛肉。关于这一说法，我同样认为没有科学依据。或许是有些人的认知存在偏差，比如把癫痫病与朊蛋白病毒引起的"疯牛病"混为一谈了。试想一下，如果癫痫病患者对于牛羊猪等肉全禁，那他们的营养需求如何得到保证？其实，牛肉与猪肉、羊肉一样营养丰富，应当推荐患者食用。只是**在购买牛肉时需要注意观察肉质、询问肉源，不要误买了病牛肉。从卫生角度考虑，烹饪牛肉时建议煮熟，不推荐火锅涮牛肉那**

种简单烫食的吃法。

3.容易"发"的东西能不能吃

在江浙一带还有"发物"一说，即认为海鲜、紫菜、蘑菇这些均属于易"发"的热性食物，如果癫痫患者进食此类食物，也可能诱发癫痫发作。其实不然。事实上，海鲜类食物营养丰富，紫菜、蘑菇类可以补充某些稀有的元素。专科医生之所以建议癫痫患者少食海鲜，主要是由于部分海鲜类食材容易诱发过敏。而癫痫患者服用的抗癫痫药物本身较容易诱导过敏现象，两者叠加可能会使其发生过敏的概率增高，仅此而已。

4.癫痫患者到底应该如何吃

我认为，**癫痫患者的饮食并无特殊禁忌，主要应以清淡而富有营养的食物为宜，不推荐肥腻辛辣的食物，不可暴饮暴食。**通常专科医生会建议患者不要喝浓茶、咖啡、奶茶等具有兴奋作用的饮料；患病儿童避免饮用可乐、雪碧等碳酸饮料，上述饮品均有容易诱导癫痫发作的风险。另外建议患者不要抽烟、喝酒，因为烟草中的某些成分会加重血管硬化，酒精具有的肝药酶诱导作用会降低患者服用抗癫痫药物的疗效。

需要指出的是，并没有哪种特效食物具有治疗癫痫的效用。有癫痫患者的家庭应当注意合理膳食，均衡补充营养。癫痫属于慢性病，在漫长的病程中，某些抗癫痫药物会对消化系统造成影响，导致患者营养物质缺乏或出现代谢障碍，如维生素B_6、维生素 K、叶酸、钙、镁等的缺乏。因此，患者在合理饮食的同时，需要注意补充上述物质。

　　绿叶蔬菜含有丰富的叶酸、维生素 K；小米、玉米、黄豆、红豆、豆腐干、牛肝、鸡肉等可以增加镁的摄入量；米糠、麦麸等粗粮含有维生素 B_6；鱼、虾、蛋以及各种奶制品均富含维生素 D，能够促进钙的吸收。作为医生，应当嘱咐患者不偏食、不挑食，摄取营养要全面，做到合理饮食。

　　总而言之，**癫痫患者需要注意的是：规律生活、健康饮食、规范治疗**。只要做到"三箭齐发、三管齐下"，肯定会有助于患者更好地走出疾病阴影，重新获得属于自己的幸福。

神经科医生的话

　　癫痫是一种由于大脑神经元异常放电所引起的突然、短暂、反复发作的脑部功能失常的临床综合征。任何一种可以引起异常放电的病灶都能导致癫痫的发作，比如脑外伤、脑炎、颅内肿瘤、脑血管病变、代谢中毒等。异常放电神经元涉及部位与放电扩散范围的不同，在临床上可能引起运动、感觉、意识、自主神经等不同的功能障碍。

　　需要注意的是，癫痫发作有惊厥性的，也有非惊厥性的，并不是所有的癫痫发作都会出现倒地与肢体抽搐。许多家属在提供病史时往往只注意到抽搐发作的类型，而忽视了其他类型的发作。对于患者的发作过程，我们需要警惕那些不抽搐的情况，比如是否在发作中出现发呆、愣神，以及做出一些无意识的动作，诸如咂嘴、吸吮、咀嚼、摸索等。

　　正如我在本章结尾所说的，癫痫是一种慢性疾病，治疗周期比较长，这就需要患者及家属有充分与足够的耐心。

　　对于患者出现的发作性事件，作为家属应当提供详尽的有关患者发作过程的描述；作为医生，我们首先应当详细地询问发病经过，包括是否具有可能的触发因素，患者发作的起始情况，整个发作的时程，发作时的姿态与面色，患者的意识状况，发作以后的表现，是否伴随咬舌、尿便失禁及跌伤、咬伤等，以及发作的次数、间歇期有无异常，并且还需要了解家族史、生长发育史以及既往的疾病史。

另外，患者还需要接受详细的体格检查及必要的脑电图等辅助检查。医生根据检查结果做出初步的诊断，来确定患者出现的发作是否为癫痫发作。一旦确定是癫痫发作，还要根据具体的表现形式判断属于何种类型的癫痫，并且进一步寻求可能的病因。只有经过详细的逐步分析之后，才有可能减少错误诊断的概率。

患者的癫痫诊断一旦确定，原则上就应当积极地按照发作类型选择合适的抗癫痫药物进行治疗。如果药物选择不合理，不仅治疗无效，还有可能会增加发作频率与严重性。如果患者开始使用抗癫痫药物进行治疗，就必须坚持规律服用，从小剂量开始，逐步加量到有效浓度。

临床工作中，我们经常发现有些患者服用了很多不同种类的抗癫痫药物，但每一种都只有很小的起始剂量。这样非但起不到良好的治疗效果，反而会引起各种药物不良反应的叠加，得不偿失。当一种药物达到最大治疗浓度却仍然不能很好地控制发作时，可以考虑选用另外一种药物或者加用其他药物进行联合治疗。

抗癫痫药物有效控制患者的发作以后，必须坚持长期服用，一直到癫痫被完全控制为止，然后继续服药 3~5 年后，才可以考虑逐渐减量甚至停药。许多患者有一种误解，认为只要是发作控制住了就可以停药。这种不恰当的停药是十分危险的，严重者可能诱导癫痫持续这种神经急症的发生，因此我们需要格外注意。

就算是发作控制住的 3~5 年，撤停药物的速度仍不宜过快。患者停药时还应当根据脑电图与年龄等因素来进行综合判断。整个减药过程通常需要 1 年左右，过早地减药常常有导致癫痫再次发作的风险。

临床上对于控制癫痫发作有效的药物往往是正规的西药，但是由于中国老百姓出于对西药可能产生不良反应的恐惧，他们往往希望能够依靠中成药来治疗癫痫。需要指出的是，到目前为止，仍然没有任何一种中（成）药可以控制癫痫发作。许多市场上销售的所谓"中（成）药"，里面多少都掺杂了西药的成分，而这种成分中大部分都是价格低廉的鲁米那（又叫苯巴比妥，可用于抗癫痫）。

的确，抗癫痫药物都会有各自不同的不良反应，但是大多数不良反应都是短暂性的，缓慢增加服药剂量可以明显减少有关不良反应的发生。经过多年的临床观察，目前市场上销售的几种主要抗癫痫药物的不良反应均已比较明确。只要能够定期监测并且辅以血常规、尿常规和肝肾功能等检查，就能及时发现不良反应，予以对症处理，必要时还可以撤换其他药物。现有可供选择的许多新型抗癫痫药物的不良反应都比较小，故对于药物的不良反应问题没有必要引起太大的恐慌。

如果患者在日常生活中有癫痫发作的情况，应当注意防止跌伤与咬伤等状况的发生。癫痫一旦发作，应及早使患者采取卧位，解开衣领，保持呼吸道通畅等措施。如果是抽搐严重的强直阵挛性发作，可以在患者张口时，将毛巾或者缠有纱布的压舌板塞入上下牙齿间，以免咬伤舌头。同时，还应注意在患者抽搐发作时不要用力按压患者的肢体，以免发生骨折或脱臼。患者抽搐停止后应当让患者的头偏向一侧，尽量使唾液和呕吐物流出，防止误吸入肺内而导致窒息的发生。

对于出现复杂部分性发作的某些自动症患者，应防止其发生自伤、伤人或毁物的情况。如果一次的发作持续 5 分钟以上，或者连续多次发作，且发作期间意识不能恢复至清醒的患者，需要考虑癫痫持续状态的可能性，并尽快把患者送往医院急诊室采取相应的救治措施。

关于癫痫手术这个话题，我再强调一下，癫痫手术可以做，但并非每位患者都适合，必须做好充分评估以后，有的放矢地去操作，这样的手术治疗才会有意义。

　　由于癫痫是一种长期的慢性疾病，许多患者在发病过程中会产生各种诸如抑郁、自卑等负面情绪，尤其是颞叶癫痫患者，这就需要患者与家属共同努力。作为医生，我呼吁全社会对癫痫患者给予更多的理解和关爱。只有这样才有可能帮助他们克服心理障碍，重新获得自信，从而更好地战胜疾病，重塑自己的幸福人生。

Chapter- *θ5*

头痛很常见，
痛起来真要命

长期头痛的患者常常
会产生一些不好的联想，
比如脑子里长了肿瘤，从而引
起恐慌和焦虑。其实这种恐慌与焦
虑往往会加重患者自身的头痛症状，造
成一系列恶性循环。应该知道的是，
其实绝大多数的头痛都是原发性
头痛，特别是神经系统检查
结果正常的各种头痛。

让我们优雅地变老:
偏头痛知多少

‸

记得有一次，一位穿着优雅、举止得体、仪态端庄的老太太来门诊找我配一些治疗偏头痛的药。偏头痛是她的老毛病，我详细地询问病史后得知，从年轻的时候起，她就经常出现头痛，而且常常是在疲劳过度或者月经周期前后发生。

据她描述，每次剧烈头痛来临之前，她总是先出现看东西模糊的症状，接下来便觉得在双眼望出去的右边方向会出现十分刺眼的锯齿状闪光。这样的闪光通常持续数分钟，而在这几分钟里她常常会去找一处有床或沙发的安静地方躺下。因为她知道在这样的先期症状之后，接下来的就是程度异常剧烈的头痛发作。

她的头痛主要是集中在右侧颞部区域，疼痛往往呈现一种搏动性的跳跃感。痛得厉害时就好像头皮血管都要炸裂开似的，每次头痛发作时，还会伴有恶心呕吐的感觉。那时，哪怕是一点点异常的声音或者光线都会让她觉得难以忍受。

"那真是一种活生生的折磨。"她回忆说。每当那种时刻来临，老太太总会强撑着吃粒止痛药后，便把自己蒙在被子里埋头大睡。休息一天甚至两天后，这种剧烈的头痛才会慢慢地缓解。

多年来她尝试过许多药物，按照她的说法简直有点儿像"神农尝百草"。但不论是哪种药，在治疗早期总是会有些作用，时间久了便会逐渐丧失效果。目前，她主要依靠氟桂利嗪片与养血清脑颗粒这两种药物调理头痛，这两种药物联合治疗对她的头痛好像还挺管用。

听了她的描述，我告诉她，她的这些症状属于典型的"伴有先兆的偏头痛"，是一类周期性发生的以单侧或双侧头痛为主要特征的疾病，属于慢性功能障碍性疾病的一种。

我耐心地向她解释说，**偏头痛的发作由前驱期、先兆期、头痛期与恢复期这四部分组成**。发生偏头痛的病因大致可以归纳为：

1. 与遗传因素有关。在一些家族内常常会有几种发病的倾向，其遗传方式具有多样化和外显率不一的特点。某些有先兆的偏头痛为明显的常染色体显性遗传，外显率极高，其发生也可能是多个基因与环境因素相互作用引起的结果。

2. 机体可能存在的内分泌相关因素也会导致头痛发作，女性

偏头痛患者倾向于月经前期发作。大约15%的女性偏头痛患者仅仅在月经前后发生（即所谓的"经期性偏头痛"），据此认为此种偏头痛与雌二醇类性激素减退有关。另外，所有女性患者当中，75%~80%的人会在孕期停止发作，部分患者发作频率会明显减少，有极少数在孕期前3个月会出现首次发作。应用避孕药物也可能使头痛程度与频率增加，甚至引起部分患者出现永久性神经功能损害。

　　3. 包括饮食在内的其他因素也会对头痛的发生造成影响。如某些患者的头痛发作与特定食物，如巧克力、奶酪、橘子、洋葱、番茄、红酒等有关。其中，有些食物富含酪胺，酪胺已被确认为偏头痛的诱发因素。此外，不良情绪、疲劳、饥饿、头部的轻微创伤等，都会引起一些敏感个体头痛发作。

　　最后，我还告诉她，与诸多其他神经系统疾病一样，偏头痛的治疗也应当重在预防，同时应有良好的生活方式。头痛发生时也可以通过饮咖啡、做按摩、冷热敷等非药物手段来缓解。如果有条件寻找一间安静且灯光较暗的房间休息一下，头痛也能够迅速缓解。另外像针灸、理疗、生物反馈、认知行为疗法等都具有良好的疗效。

　　偏头痛的药物治疗，可分为急性发作期治疗与预防性治疗两大类：

　　1. 急性发作期治疗的目的主要是止痛、消除伴随症状，并让患者尽快恢复日常功能。急性发作期治疗又可以分为非特异性治疗与特异性治疗两种。

非特异性治疗药物常可用于各类疼痛的治疗，包括镇痛药及非甾体类消炎药、巴比妥类镇静药与阿片类止痛药等。镇痛药物及非甾体类消炎药，常见的有阿司匹林、对乙酰氨基酚、布洛芬、消炎痛等，种类很多，疗效也较好。

而特异性治疗药物只对偏头痛等某些类型的头痛有效，对于其他头痛或其他部位的疼痛无效。特异性治疗药物包括麦角胺类制剂，如麦角胺和双氢麦角碱。国内比较常用的一种麦角胺咖啡因，属于酒石酸麦角胺和咖啡因的复合制剂；另外还有一种比较新型的曲普坦类药物，具有多种剂型。国内已有舒马曲普坦和佐米曲普坦两种口服剂型。这类曲普坦药物主要通过收缩头部血管，抑制三叉系统周围神经元及神经源性炎症，影响三叉神经疼痛传入系统的激活过程，从而达到最终控制头痛急性发作的目的。

急性发作期药物的选择，往往需要根据头痛严重程度、伴随症状、发作频率，并且结合患者过去的药物治疗反应及既往病史、患者意愿等综合考虑。

2.预防性治疗的目的则是降低偏头痛发作频率，缩短头痛发作的持续时间，减轻偏头痛发作的严重程度。偏头痛的预防治疗大多需要每天坚持服药，如果患者存在以下情况，可以考虑进行预防性治疗。

（1）反复发作的头痛严重影响患者的日常生活。

（2）急性期治疗无效或因不良反应与禁忌证无法进行急性期治疗者。

（3）频繁发作的偏头痛可能导致药物过量与依赖，或者患者有特殊要求。

比较常用的偏头痛预防性治疗药物包括：β 肾上腺素受体阻滞剂，如普萘洛尔、阿替洛尔、美托洛尔、噻吗洛尔等；抗抑郁药物，如阿米替林、氟西汀等；钙离子拮抗剂，如氟桂利嗪、尼莫地平、维拉帕米等；抗癫痫药物，如丙戊酸、托吡酯（妥泰）、加巴喷丁等；还有 5-HT 拮抗剂，包括苯噻啶和美西麦角等，均有一定效果。

上述各类预防性药物都只对部分患者有效，不同患者往往需要不同类的药物进行治疗。患者在使用预防性药物时应当注意以下事项：开始预防治疗前必须排除止痛药物滥用的情况；所有药物都应当从小剂量起始并逐渐加量，直至出现疗效，或达到药物最大剂量，或出现不能接受的不良反应为止。

需要注意的是，药物起效会有一定时间的延迟，每种药物的试用应该坚持足够的疗程。许多药物会在服用 4 周内起效，在随后 3 个月内显现出更为明显的疗效。

听了我如此详尽的解释，老太太感激地说她之前辗转各家医院，看过无数次头痛，还没有哪位医生会像我这样仔细地为她讲述偏头痛的来龙去脉、前因后果。

她亲切地称呼我为"妹妹医生"，还神秘地让我猜猜她的年龄。我不假思索地说了个"65"，心里暗自思忖着是不是把她想老了。

结果她大声笑着说："你真抬举我啊，妹妹医生，我快要90啦！"

我闻言觉得很不可思议，当即表示，她老人家的现在就是我今后奋斗的人生理想与目标。不知道等我到了老年期的时候，能不能也和她一样依旧拥有干净的面庞和匀称的身材，一样地穿着优雅、仪态端庄。

临走前，老太太变戏法似的从口袋里掏出一小罐 Godiva 巧克力豆，说是与我有缘，一定要请我吃包小糖豆她才高兴。再三推辞不下，我接过巧克力豆郑重向她道谢。老太太潇洒地挥挥手，转过身优雅地离去，留下我独自在诊室里感慨。

华佗不易做
——什么是闹钟性头痛

我的闺密钟小姐，原先大学毕业后被分配去了浦东某家中心医院上班，医院生活朝七晚五，枯燥而平淡，平时大多就是看个感冒发热之类的小病小患，能见着一个脑梗死的病例已经算是稀奇。

由于我闺密活泼、爱交际，在那里没待多久她便暗自下定决心，不能再在医院这座"围城"里耗费她那无比宝贵的青春与生命，于是毅然递交一封辞职信后辗转去了一家全球 500 强的企业。

由于她的强项便是与各色各样的人打交道，进入新公司以后就如鱼得水，事业做得风生水起，没过多久便升到经理级别，再后来她又转去市场部担任总监助理。于是我们纷纷总结说，她原来待的那家医院"庙"太小，容不下她这尊"活菩萨"。

我们各自为了生计奔波忙碌，许久不曾联系了。一天，钟小姐打来一通问候电话，嘘寒问暖半晌方才抛出正题。她某位同事的爸爸长久以来饱受头痛的困扰，需要我施以援手云云。我直截了当地告诉她，这种事儿我义不容辞。然后我又郑重其事地对她说，以后但凡有事儿直说就好，我们之间无须那些虚情假意的客套与问候，她闻言在电话那头哈哈大笑。她口中的那个同事的爸爸就是陆叔叔。与钟小姐通完电话后没过几天，小陆就陪着她爸爸过来找我看病。

陆叔叔 50 岁左右，据陆叔叔说，他从 30 岁起就开始患上了这种奇怪的头痛病。每次发作都是从左侧眼眶周围开始，逐渐扩散到同侧额颞叶的深部，常常还会牵扯到上下颌部与牙龈。疼痛程度相当剧烈，多伴有搏动样痛或是持续性钻痛，有种烧灼样、撕裂样的痛感。

痛得厉害的时候鼻孔处也会有某种异常的感觉，还常常会伴有同侧面部潮红，并且不停地流泪，有时结膜充血显得左边眼睛红彤彤的，十分吓人。他去老家医院看过很多次，有的医生说是偏头痛，也有的医生说是三叉神经痛，众说纷纭。这么多年都没有一个定论，相关的药物他吃了不少，似乎也没怎么见效。

我听完病史叙述，简单地做个检查，并结合陆叔叔的发病年龄，心中便已有了初步的判断。我问小陆，陆叔叔的头痛病发作是否很有规律性。小陆点头说，这么多年以来，她爸爸的头痛病发作非常有规律。每年总是在固定的季节开始发病，每次发作都固定在左侧头部。不仅如此，更加巧合的是，据家人观察，每次症状来袭的那段时间里，头痛的发作甚至会固定在每天的某个时间点，一般都是在下午，准确得像是上了发条的闹钟一样，每期发作一般要持续几个星期才会慢慢消退。

听完这段描述，我更加确定，陆叔叔患的是一种医学上叫作"丛集性头痛"的疾病。

丛集性头痛又称组胺性头痛，是一种至今为止还不十分明确发病原因的原发性头痛。由于发作时间相对固定，我们又把这种头痛称为"闹钟性头痛"。此种头痛患者以男性居多，主要见于成人，20~50岁之间均可起病。具有典型的"丛集期"是本病的特点，密集发作时程可以持续2周~4个月不等，每年可发作1~2次。

我告诉小陆，关于丛集性头痛的诊断标准，应当符合以下几方面的内容：

1. 发作表现为剧烈的眼眶部和颞区疼痛，如果不经过治疗可持续15分钟~3个小时。

2. 疼痛侧头面部至少具有下列一项体征：结膜充血、流泪、鼻塞、流涕、前额与面部出汗、瞳孔缩小、眼睑下垂和眼睑水肿。

3.发作频率从隔天1次到每天8次不等。

4.出现上述特征性的头痛至少发生过5次。

像陆叔叔这样的头痛发作基本完全符合上述所有标准，因此我明确地告诉小陆，她爸爸的头痛不是偏头痛也不是三叉神经痛，而是相对比较少见的丛集性头痛。

接着我又向小陆介绍，有关丛集性头痛的治疗与偏头痛相似，同样包括急性发作期治疗和预防性治疗两种。丛集性头痛的急性发作期也可以用酒石酸麦角胺来缓解疼痛，还可以试用双氢麦角胺类药物进行静脉注射，能够迅速缓解头痛。静脉滴注地塞米松7天后口服泼尼松，也可缓解剧烈的疼痛；另外如舒马曲普坦、佐米曲普坦和苯噻啶类药物也可用于缓解头痛。

预防期治疗主要依靠小剂量泼尼松的长期服用，或者应用维拉帕米类钙离子通道阻滞剂。另有报道认为，吲哚美辛（也就是消炎痛，每天口服3次，每次25毫克）或托吡酯、丙戊酸等药物也可以考虑使用。

对于陆叔叔这样反复发作几十年的老患者，我为他选择了小剂量强的松（泼尼松）联合消炎痛口服的治疗方案。坚持治疗了大半年后，某日钟小姐发来消息说，小陆告诉她，陆叔叔今年好像没有再出现过那么严重的头痛发作了。

又过了一段日子，我差不多都忘了这件事，小陆又陪着她爸爸到门诊来找我，特意前来道谢。说是纠缠他这么久的顽疾在我们这里得到确诊，并且通过药物调理获得了明显好转，他的家人都非常高兴。说着陆叔叔掏出一面锦旗给我，要我打开看看。我在就诊桌上铺开锦旗，上面赫然写着"医道圣德，华佗再世"八个大字。

看到这几个字我笑了，这八个字的分量太重，对于我这样一个资历尚浅的年轻医生来说，实在有种承受不起的感觉。但我相信，所有的医学生与医生们的最终目标都会朝着这八个字包含的意义与精髓所指引的方向去不断地努力。

"阿凡达"走了，
头痛和面瘫来了

2010 年元旦过后的 1 月份，我和小宇一起被派到门诊当班，那时正是美国 3D 电影《阿凡达》公映的日子。时至今日我也没有去看过那部据说气势恢宏的进口大片。一个原因是，我向来对于科幻类情节的剧本不感冒；再有一个原因就是，我发现不少人在看完《阿凡达》以后就病了。

那段时间门诊来了很多年轻人，一眼望过去都是一侧眼裂（指上、下眼睑之间形成的裂隙，也就是平常所说的眼缝）大、一侧眼裂小；一侧鼻唇沟深、一侧鼻唇沟浅的症状，而且还伴有眼睑闭不拢、讲话漏风、口角流涎，整个就是面瘫典型的临床表现。

十分有趣的是，这些年轻人里大部分都是男生。仔细问问病情后，我发现他们都说在发生眼睑闭不拢、嘴角㖞斜等面瘫现象的前几天有头痛的不适感觉。我觉得这像比较典型的面神经炎的发病过程，就追问他们起病前是否有疲劳、受凉等诱因。许多男孩儿告诉我，要说有什么诱因，出现头痛之前他们都陪女朋友去电影院看了那部《阿凡达》。听闻此言，我忍俊不禁道："真不知道这部著名大片还有导致面瘫的奇特功效！"

男孩儿们随即严肃、认真地告诉我，由于 IMAX 版阿凡达的票很难买到，为了满足女朋友的观影要求，许多男生都是提前一晚在电影院门口冒着严寒通宵达旦地排队，偏巧那几天夜里还都下了雨。

好吧，连疲劳、受凉这些诱因也同时具备，面神经炎的诊断更加确凿无疑，但我还是坚持让他们去做个 CT。结果出来没有发现明显异常后，我才给他们用了些小剂量激素消除面神经水肿，另外辅助以 B 族维生素类药物营养神经。同时，我还嘱咐他们回去一定要好好休息，没事儿多拿热毛巾敷一敷瘫痪一侧的脸庞，活动活动麻痹的肌肉，权当是在进行自我按摩理疗。

2010 年是开心网正火的时候，我在这个平台上面随手发了一条名为"阿凡达走了，面神经炎来了"的帖子，引来医院同事们大量的阅读与评论。他们纷纷要求我详细阐述一下商业大片与神经病之间的内在联系，以及其中是否存在着某种无限商机的可能等诸如此类的问题。

小宇好奇地问我，既然已经怀疑是面神经炎，为什么还要让患者去做 CT 呢？我告诉她，**面神经炎的诊断必须要在排除**

其他一些有可能对面神经造成压迫的占位性病变后，才能建立。特别是发生在桥小脑角的肿瘤，也是以单侧面瘫作为首发主要症状的。尤其是对于年龄相对较大的患者，必须注意鉴别诊断，防止误诊、误治。

《阿凡达》引发的面瘫风波过去一段日子之后，某天下午，三个中年男人推着一位老先生来到我的诊室看病。通过简短的对话，我了解到老先生今年 75 岁，三名男子都是老先生的儿子。大约在半个月以前老先生开始觉得右侧顶枕部有些头痛，后来又出现右侧耳鸣与头晕的症状。一周前他开始觉得右侧面部有些麻木，前几天起还出现右侧眼睛闭合不拢，右侧口角㖞斜与流涎等症状。

我让小宇来看这个同样表现为"头痛"和"面神经麻痹"的病例，小宇查体后认为老先生存在右侧感音性耳聋、右侧周围性面瘫与右侧三叉神经面部分布区感觉减退等体征。

我问她接下来该怎么处理，小宇胸有成竹地说："从病程上看，他的病情已经有近半个月，并不是十分急性、快速的起病过程，故而不考虑炎症。从病史与查体结果分析，老先生存在右侧听神经、前庭神经（第Ⅷ对颅神经）、三叉神经（第Ⅴ对颅神经）、面神经（第Ⅶ对颅神经）广泛受累的迹象。这些颅神经最为集中的区域就应该在桥小脑角（CP 角）这个地方，因此接下来应当建议患者去做影像学的检查。先考虑头颅 CT，如果有必要还应该进一步做磁共振的检查。"

　　我夸奖小宇分析得非常合理、周到。听我们这样说，老先生连声摆手说他不要做检查，因为他觉得那些症状对自己的影响并不大。儿子们平时工作都很忙，没必要为了他的这些小毛病来回地折腾。自己这把年纪差不多就得了，没有必要拖累小辈们费钱、费心，又费力。

　　三个儿子闻言纷纷对我说不要听他们老爸胡说。大儿子起身把老先生推到门外，剩下两个儿子急忙对我和小宇说："医生，你们别听他的，为了我们仨，我爸一辈子就没享过什么福。现在他病了，我们就算花再多的钱也要给他治病。你们看着办，该做的检查我们全部要做。需要的治疗费用再贵，我们哥儿几个也给他花。一定要让他健健康康地多活几年，好多陪陪我们和年迈的妈妈！"

　　我和小宇听了他们的话大为感动，小宇当下对这两个孝子竖起大拇指，这是她激动时的惯用手势。

　　我把检查预约单开好后交给老二去缴费，大儿子再次把老先生推进来，我把儿子们的话告诉他，并夸赞他福气好，能有三个这么孝顺的孩子。听我这么说，老人开心地笑了，一笑之下整张脸明显向左侧牵拉了过去，面瘫的表现越发明显起来。

　　影像学检查结果很快出来了，老先生的右侧桥小脑角区域的确有一块面积比较大的脑膜瘤。脑膜瘤在桥小脑角肿瘤当中并不少见，发病率仅次于听神经瘤及胆脂瘤，居于第三位。我向老先生的儿子们解释说脑膜瘤大部分属于颅内良性肿瘤，发生在桥小脑角的脑膜瘤大多可以通过手术的方法予以切除，预后一般也会比较好，但是需要经过脑外科医生全面分析评估后，由他们来进一步考虑是否应当采取手术的方式。随后，我给他们介绍了几位神经外科的专家医生，建议他们去那里咨询一下有关建议。

听我说脑膜瘤的预后比较好，老先生的儿子们大大松了口气，连声道谢后准备去神经外科继续就诊。我和小宇也松了一口气，因为许多神经系统的疾病可能都不能确定性质与病因，这一例仅仅通过病史询问、临床体检与影像检查便基本明确诊断，实属不易。

后来听三师弟说，由于老先生年纪偏大，他们科医生没有主张他进行开颅手术，而是选择了另外一种创伤相对较小的局部治疗方法，最终也取得了十分不错的治疗效果。

关于头痛的
正确"打开方式"

《三国志》第二十九卷里提到，一代枭雄曹操罹患头风，每次发作必痛入骨髓。何谓头风？即经久不愈的头痛。

其实神经科门诊经常会接诊头痛的患者，他们有说太阳穴跳痛的，有说面部抽痛的，也有说后脑勺胀痛的……林林总总、五花八门。这些抱怨各式各样头痛的患者，在诉述完自己的表现以后，总喜欢追着医生问一句："您看我头痛得这么厉害，不会是脑袋里面长东西了吧？"接下来，他们必然会再问一句："医生您看我是做 CT 好，还是做磁共振好呢？"

对于头痛是不是就表明脑袋里有肿瘤这个问题，我们不能妄下结论，毕竟也有很多脑瘤的患者在病程早期是以头痛为首发症状的。但要告诉大家的是，**头痛是神经科非常常见的临床表现，造成头痛的病因有很多种，比如血管因素引起的偏头痛、**

情绪因素诱发的紧张型头痛、感染因素导致的神经痛等。具体原因需要结合头痛的性质、部位、起病年龄、伴发症状、持续时间来进一步确定，不可一概而论。

日常生活中发生头痛很常见，因为只要是任何头颅内外对痛觉敏感的组织，比如说皮肤、肌肉、血管、神经、骨膜、牙周等任何部位受到病理性刺激，都会引起头痛的主观感觉。

关于头痛的诊断，我总结出"PLACE 口诀"与大家分享，我们往往可以从以下几个要点着手来对头痛的可能原因做出初步判断。

1.P（position，即部位）：偏头痛主要以单侧太阳穴发生的头痛较为多见；神经痛的部位多符合三叉神经或者枕大神经等特定神经分布的范围；紧张型头痛以双侧前额部或枕后区疼痛为主；而丛集性头痛的位置通常固定于一侧眼眶周围，所以问清楚头痛出现的部位对于判断原因来说非常重要。

2.L（lasting time，即持续时间）：偏头痛一般持续数小时至 1 天，多在睡眠休息后消失；神经痛发作时呈现闪电样特征，仅仅维持数秒至 10 余秒，发作间歇可能无任何症状；紧张型头痛的持续时间一般可以为 30 分钟至 1 周；丛集性头痛每次会有持续 4~8 周的发作期，并且往往会在每天的固定时间内发生，故有"闹钟性头痛"之称。

3.A（age，即发病年龄）：偏头痛的发病年龄一般较小，多在儿童期、青春期或者成年早期发生；神经痛则以 40 岁左右的中年人起病较为常见；紧张型头痛则在 20~40 岁女性当中发病率比较高；丛集性头痛的发生可见于任何年龄阶段。

4.C（character，即性质）：对于头痛性质的描述亦十分重要，如果表述为"一跳一跳"的搏动性头痛，患偏头痛的可能性比较大；"针刺样""烧灼样""电击样"感觉的短暂剧痛，则可能为神经痛的表现；像"箍了顶帽子一样"的压迫、紧缩感，极有可能是紧张型头痛；用"钻、刨、烙"等词汇来形容的头痛，多属于丛集性头痛；听到"雷击样""霹雳样"程度异常剧烈的头痛，就要警惕性质比较严重的譬如脑出血、蛛网膜下腔出血之类的重大疾病了，这时就真需要去做 CT 或者 MRI 排除一下了。

5.E（symptom expression，即伴发症状）：典型偏头痛发作前大多会有幻觉，甚至还会在一侧视野里出现城堡样、锯齿样的闪光，头痛发生时还会伴随恶心、呕吐、疲乏等症状，有头痛症状的朋友可以对照一下；紧张型头痛可以合并头昏眼花、失眠惆怅、焦虑抑郁等神经功能紊乱的表现；丛集性头痛发作时会有面部潮红、流泪、结膜充血等征象；而脑出血、脑肿瘤引起的头痛则多伴有偏侧肢体瘫痪、感觉异常等局部性神经系统异常。

说完"PLACE 口诀"，接下来我再举几个实际的案例，方便大家更好地理解。

案例一：小安为在校女大学生，考研期间连续熬夜甚至通宵达旦，几天后，开始出现右侧太阳穴搏动性疼痛，痛得厉害时还伴有恶心、呕吐，完全受不了周围的亮光与噪声。她来就诊时跟我说，每当头痛来袭，她必须把房间的窗帘拉上、把门窗关紧，在黑暗安静的环境里睡上几个小时，才会觉得有所缓解。年轻女性、偏侧搏动性头痛、发作时畏光畏声、休息可获得缓解，参考刚才罗列的几项评判标准，考虑诊断为偏头痛。

案例二：冯阿姨 43 岁，近几个月频繁感冒后开始出现下颌部针刺样疼痛。每到刷牙或吃饭的时候就犹如触电一般，痛得眼泪鼻涕一把一把的，这种钻心刻骨的疼痛感让她对于任何触碰到口腔的动作都产生了深深的恐惧。冯阿姨一度认为这是牙疼，怀疑自己是不是到了更年期牙齿出了什么问题。去口腔科反复咨询以后，牙医告诉她，她的牙齿很健康，建议她去神经科看看有没有可能是神经痛。中年女性、出现下颌针刺样短暂性疼痛、"触发点"和"扳机点"明显，而下颌部位正好是三叉神经第三分支的分布范围。根据她对疼痛性质的描述，结合疼痛发生的部位，我们给出的诊断是三叉神经痛。

案例三：陈女士 30 岁，最近单位在搞人事调动，她被调换到了一个较为繁忙的部门工作。变动岗位之后，陈女士对于新的工作总是觉得力不从心，白天疲劳紧张，到了晚上仍然觉得心烦气躁，夜里还总是失眠。某日起床后觉得前额胀痛，来找我看病时，她的描述是头顶有压迫感、紧绷感，"就像戴了顶帽子一样"。听了这句关于头痛性质的描述，结合发病之前的压力情绪诱因，我诊断她应该是紧张型头痛。

案例四：林先生 51 岁，有高血压病史。几天前因为一点儿琐事与邻居吵架，当时情绪激动血气上涌，然后就出现头痛、剧烈呕吐，一侧肢体活动也出现了问题。家人看着情况不妙，赶紧叫了救护车送到急诊，拍了 CT，发现是脑出血，结果在医院躺了大半个月才稳定下来。后来林先生回忆说，当初那种头痛就像是"整个头都要炸裂一样"，这辈子从来都没有经历过那样的疼痛。现在想起来还有些后怕，感觉自己就好像是去鬼门关走了一遭。对此，我提醒大家：**有高血压病史的人群当中，发生这种异常剧烈的头痛的，往往需要警惕脑血管疾病的发生。**

案例五：我闺密的表弟小肖，今年 31 岁。他有一种"十分神奇"的头痛，他的头痛会在每年的同一段时间出现。而在每年这段发作周期里的每一天，头痛都会准时在下午 4 点左右前来报到。时间固定、部位精准，发生在同侧眼眶周围的钻痛与刺痛，伴随同侧结膜充血与流泪、鼻塞、流涕等症状。数周甚至数月之后，疼痛逐渐缓解，来年同一时节再度发作。如此这般循环往复、周而复始，将他折磨得痛苦不堪。小肖自己开玩笑说，他的头痛对他的惦念犹如闹钟一般守时、准确。从神经科医生的视角看，这种所谓"闹钟性头痛"其实就是丛集性头痛的典型特征。丛集性头痛的特点就是一个"准"字：时间准、部位准，甚至可以准到分毫不差；每到那个季节、那个时分，它总会像个忠诚的老朋友一样前来与你重逢，久久不肯离去。

　　头痛很常见，但是痛起来真的很要命！对此我想说的是，头痛的原因千千万，如何甄别才是关键。"PLACE 口诀"当中，询问清楚疼痛部位与疼痛性质两项尤为关键。

　　关于部位，我曾经遇到过一位神经痛患者因疼痛发生在口腔黏膜附近而被误诊为"牙痛"，结果跑去口腔诊所拔牙之后疼痛依旧，辗转来到我这里求助。我为他选择了针对神经痛的药物方才控制住疼痛，但之前误拔掉的那颗好牙只能白白地牺牲了。

　　汉字文化博大精深，可以用来描述头痛性质的词语也是不可胜数，包括剜、剐、烧、灼、刺、电、跳、胀等词，有经验的神经科医师非常善于诱导患者对自己的头痛症状进行准确的描述。就像之前那位拔牙的患者，倘若口腔科主治医师能够问清他对于疼痛的描述是以"闪电"和"刺痛"为主，就比较容易做出神经痛的正确诊断。

　　另外，如果一不小心发生了头痛，不要一个劲儿地钻牛角尖，以为自己肯定是得了脑瘤或者别的不治之症，首先还是要从血管收缩、神经疼痛、肌肉紧张等方面去寻找常见原因。不论是 CT 还是 MRI，多多少少都会有些辐射。做不做检查，建议各位看官还是根据实际情形具体问题具体分析，切忌乱做、滥做，盲目扩大指征。

　　但不得不承认，影像医学的确是一项伟大的发明。《三国志》记载，曹操的头风每次发作必用麻沸散方能止痛。如此严重的头风，极有可能是头颅当中形成了诸如肿瘤之类的器质性病灶。若建安二十年（公元 215 年）便已有磁共振之类的利器存在，及早发现曹君颅内可能存在的占位性病变并且假华佗之手切除之，这位乱世枭雄也许能再领风骚数十年。

　　总而言之，就是要具体情况具体分析。

神经科医生的话

在门诊的那些时间，作为神经科医生，我面对最多的就是"头痛"主诉。有关统计数据显示，头痛是神经科门诊最为常见的诉述，可以发生于任何年龄，几乎每个人的一生当中都会有头痛的经历。

究其原因，头痛是颅内外各种痛觉敏感组织受到病理性刺激而引起的主观感觉。狭义的头痛是指眉弓以上及后发际以前的颅脑部疼痛；广义的头痛则泛指头面部甚至枕项部的疼痛。颅外的皮肤、皮下组织、肌肉、血管、帽状腱膜、骨膜、颈 1~颈 3 神经以及眼、耳、口腔、鼻腔黏膜与牙龈等都对痛觉敏感；而颅内除颅底部硬脑膜、静脉窦及其回流静脉、脑底动脉环及其近端分支、脑膜前动脉、脑膜中动脉、三叉神经、舌咽迷走神经、脑干室周灰质及丘脑感觉中继核等组织以外，其他如颅骨、蛛网膜、软脑膜、室管膜、脉络丛及绝大部分脑实质等对痛觉均不敏感。

长期头痛的患者常常会产生一些不好的联想，比如脑子里长了肿瘤，从而引起恐慌和焦虑。其实这种恐慌与焦虑往往会加重患者自身的头痛症状，造成一系列恶性循环。其实绝大多数的头痛都是原发性头痛，特别是神经系统检查结果正常的各种头痛。如果对所有头痛患者进行 CT 或者 MRI 检查，会发现由其他潜在疾病引发头痛的患者，仅占总体的 2.4%。

医生需要仔细询问患者头痛产生的诱因与头痛的具体性质，这对判断头痛的类型有很大帮助。举例来说，偏头痛大多为单侧搏动性头痛，多伴有恶心和呕吐的症状；紧张型头痛则以双侧非搏动性的轻中度头痛为特点，一般不伴有恶心、呕吐、畏光、畏声等症状；丛集性头痛常常固定于一侧，每次头痛发作时间较短，患者常常会用"钻""刺""剐""烙"等词来形容自己头痛发作时的惨烈状况；而对于神经痛的描述则多为面部神经的一支或几支分布区内突发的电击样、针刺样、刀割样、撕裂样或者烧灼样剧痛；蛛网膜下腔出血的头痛大多为起病十分急骤的剧烈头痛，曾经有蛛网膜下腔出血的患者描述他的头痛为"这辈子所经历过的最为严重的炸裂样、霹雳样的头痛"，且大多伴有恶心、呕吐、面色苍白与全身冷汗等其他症状；肿瘤引起的头痛则多半会有呕吐和视神经乳头水肿等颅内压增高的表现。

在遇到以头痛为主要诉述的患者时，医生应详细询问病史，了解患者头痛的性质和伴随症状。这样才能确定合理的诊断方向，进一步有针对性地去做相应的体格检查并指导患者接受相应的辅助检查，做到有的放矢。如此，才不会浪费现有的医疗资源，也不会由于医生随意揣测而给患者造成不必要的恐慌。

头痛发作其实会受到很多内在与外在因素的影响，发现并且避免这些促发因素能够减少和避免头痛的发生。目前已知的与头痛相关的常见促发因素包括：

1. 内分泌因素。如月经期、排卵期、口服避孕药时期、激素替代治疗时期等，都容易产生头痛。

2. 饮食因素。食用各种酒类，含有亚硝酸盐的肉类制品，谷氨酸钠（味精），巧克力，奶酪，含有甜味素、食用色素等的食物以及饥饿等都会引起头痛。

3. 精神因素。心理、生理的压力与紧张焦虑、烦恼抑郁等也会对头痛发作的频率及程度造成影响。

4. 外界的物理因素。如炫目的闪光、荧光等视觉刺激，某些气味以及气候的变化，甚至是经纬度的变化等也与头痛发作有关。

5. 睡眠。睡眠过少或过多都会引起头痛。

6. 疲劳。疲劳也可能是头痛发作的诱因。

7. 某些药物，特别是血管活性药物，如硝酸甘油、组胺、利血平、肼苯达嗪、雷尼替丁与雌激素等，以及选择性 5-HT 再摄取抑制剂类抗抑郁药物的使用也与头痛发作有关。

应当注意的是，对于任何以头痛为主诉的患者都应该予以高度重视。如果患者出现以下几种情况，需要高度怀疑其有器质性疾病存在的可能：

1. 患者首次出现剧烈头痛。

2. 患者以往有头痛的病史，本次头痛性质发生改变。

3. 患者的头痛为亚急性起病，并且头痛逐渐进行性加重。

4. 头痛伴有发热、呕吐，不能以系统性疾病解释的。

5. 头痛伴有一过性意识障碍或言语改变。

6. 头痛伴有神经系统阳性体征，如视神经乳头水肿、玻璃体积血、颈抵抗、颈项强直的病理征阳性者。

以上情况如果出现，应该进行必要的辅助设备与仪器检查，如头颅 CT 及 MRI，或者实验室检查，如脑脊液及血液检查等。

不同类型的头痛大多有着不同的病因，需要我们区别对待，采用不同的治疗方式。对于临床医生来说，永远都是实践出真知。只有在实践中不断摸索和观察，才能对疾病有更好的认识，更好地为患者服务。

Chapter-*06*

神经系统
特殊疾病知多少

无论是海洛因这样
的毒品，还是梅毒、艾
滋病之类的螺旋体与病毒感
染，最终都会侵犯到神经系统，
从而引起脑、脊髓、周围神经等多个
部位广泛受损，病情严重时甚至
可能导致患者死亡。

毒品——特殊小脑病变的
真正凶手

⌄⌄

　　小丘 22 岁左右，是一个清秀瘦弱的男孩儿。来住院是因为他从 2 个月前开始，觉得自己逐渐出现走路不稳、讲话时言语含糊的症状。有一天在路上开车，他觉得自己的双手突然变得不听使唤，没有办法控制住方向盘，差点儿就撞到了路边的隔离带上。所幸他及时踩住刹车，才没有酿成事故。我问小丘有没有发热、头痛、头晕等其他症状，他摇了摇头表示没有。

　　小丘的妈妈很着急，从与她的交谈中，我得知小丘的家境不错。他爸爸长期在海外经商，平时家里只有妈妈和他两个人。小丘现在正在一家艺术院校学习表演，他是家里的独子，从小就很受宠爱。在父母眼中他一直是个听话的孩子，只是性格有些内向，属于"有什么事儿都藏在心里"的那种。

　　小丘妈妈说，从小丘 16 岁开始，她觉得与孩子之间的交流变得有些困难了。每个月小丘只会在固定的时间向她要些零用钱，除此之外他们母子俩似乎没有太多共同的话题。

"他好像更喜欢与同龄人在一起，周一到周五他都住校，周末也是偶尔才回家。我想问问他平时在学校里的情况，他也不愿意多说。现在的孩子在想些什么，我根本弄不懂。"小丘妈妈说。

她还发现小丘自从觉得不舒服之后，脾气变得有些暴躁，性情也变古怪了。有时和他说话，他也是爱答不理的；有时他又像是一个人在那里喃喃自语。

黄老师查房，问了小丘叫什么名字，并让小丘跟着他复述了一些简单的句子。

听着小丘说话时抑扬顿挫的声音，我告诉旁边的实习同学："这就是小脑功能发生障碍时可以听到的典型的爆破音，神经病学上也称为'吟诗样言语'。"

黄老师让小丘把双手举平，我们发现，当他把手举起来的时候，他的双手出现了明显的震颤。然后黄老师又让他用手指试着去点自己的鼻尖，在手指快要触到鼻尖时，我们看到他的手明显地晃动了起来。

下床走路时，小丘的身体左右摇摆得很厉害，好几次都差点摔倒。小宇在旁边做护着他的动作，并鼓励他试着走"一字步"看看。所谓的"一字步"就是T台上的模特们走的"猫步"，要求一只脚跟着一只脚地走成一条直线，我们神经科常用这种方法来测试患者的平衡功能。才试了两步，小丘就摆摆手说不行，像这样走路，他没有办法很好地控制自己的平衡。

查房结束，黄老师照例询问我和小宇的意见。

对于定位诊断，我们俩了然于胸。

"查体所见的双手轮替动作差，指鼻试验欠稳准，行走时左右摇晃明显，无法直线行走，再加上典型的吟诗样语言，定位在小脑应该没有问题。"小宇胸有成竹地回答。

接下来关键的定性问题又来了，怎样确定这种小脑病变的性质呢？小丘在不算长的时间里出现以上种种共济失调症状，病因应该是什么呢？

神经科领域里可以引起小脑病变的原因比较多，炎症、酒精、某些特殊药物中毒以及血管性病变等均能造成小脑损害症状的出现。

我们反复地向小丘妈妈询问，发病之前小丘有没有发生什么特殊的情况，她沉吟半响，依旧默默地摇了摇头。

我们照例给小丘完善了包括头颅磁共振、脑电图以及腰穿等项目在内的神经科常规检查。由于他的病因还不十分明确，黄老师决定给他先用点儿氨基酸和丁螺环酮之类的能够改善小脑平衡症状的药物试试看。

几天后的一个上午，黄老师查房，查到小丘这里，发现他的精神不太好，总是不停地打哈欠、流眼泪，便问他是不是昨天晚上没有睡好。小丘的妈妈说病房里面人多，晚上的确睡得不踏实，而且邻床的老先生没事儿总喜欢开窗通风，加之这些天风大，小丘也许是感冒了。

正说着，原本靠坐在病床边的小丘突然大叫了一声，抽搐着像泥鳅一样滑到了地上，脸色惨白，浑身冷汗，人事不知地躺倒在我们面前。对于抽搐发作的患者，为了避免骨折等损伤，强直期一般不宜立即搬动。看着小丘全身僵硬地在地板上抽了大约 1 分钟才慢慢缓解下来，我和小宇赶紧叫了几个实习同学一起把他抬回床上。

那天中午小丘的头颅磁共振报告出来了，他的双侧小脑皮层均出现了异常信号表现的病灶。磁共振片子上显示的病灶形状很奇特，盘踞在他小脑中线两边的那两团病灶好像两只巨大的蝴蝶翅膀，就那样肆无忌惮、张牙舞爪地伸展着。

出于常规考虑，如此对称性的病变，在临床上我们首先想到的就是中毒代谢性脑病的可能。鉴于小丘的血象检查里并没有找到存在代谢异常的证据，经过讨论，黄老师主张把致病源锁定在中毒这一项上。

那么究竟是什么东西造成的中毒，才导致小丘发生了这么严重的小脑损害呢？看着病床上日渐虚弱、萎靡不振的小丘，想起早晨他倒在床边抽搐的场景，我脑海里迅速闪过"戒断症状"这个词，并且瞬间浮现出一样东西。当我对黄老师说出我的怀疑时，他也认为的确需要进一步排查一下这种可能性。原来我们想到的是同一种东西——海洛因。

一次出门诊的时候，我负责看一个出现幻觉、妄想等异常表现的男孩儿。由于他的精神症状在短期内变得十分严重，我便把他带到了我精神科的同学那里求助。

我同学当即仔细向男孩儿的姐姐询问男孩儿有没有"溜冰"的历史，他姐姐想了想说："有。"

我同学告诉我，"溜冰"这个词是吸毒的一种暗语，指的是通过烫吸的方法从鼻腔吸入毒品。这种办法比静脉注射的成瘾性略小，也相对安全，不像静脉药瘾者那样容易发生艾滋病等疾病的感染。

那是我第一次直面年轻人吸毒的临床病例，后来翻阅了有关材资料，我了解到，在毒品市场上，通常把鸦片叫作 1 号海洛因，这种粗糙的制品多呈现黑色或褐色；鸦片制成吗啡时的中间产物海洛因碱，被称为 2 号海洛因，多为浅灰色；3 号海洛因的纯度略高，其中二乙酰吗啡的含量约为 40%，这种粗制海洛因多呈现灰色；而 4 号海洛因即为精制海洛因，纯度可以达到 90%，呈白色粉末状。

普通海洛因依赖者通常使用的多是 4 号海洛因，但是一般情况下出于经济与成本等原因的考虑，毒品黑市常常会在 4 号海洛因里掺入各种粉状添加物，使其海洛因含量仅仅在 10% 或者更少。

海洛因具有较高的脂溶性，能够迅速通过血脑屏障，进入脑组织，吸入后会产生强烈的欣快感，但它具有较强的成瘾性。对海洛因产生依赖以后，一旦停用，可迅速出现全身不适、流泪、呕吐、肌肉震颤、抽搐、神志不清、虚脱等戒断症状。长期摄入海洛因会导致脑细胞发生空泡样变性，尤以小脑和大脑皮质的损害最为显著。临床上可以引起惊厥、精神障碍、认知功能减退、震颤麻痹、共济失调等一系列神经系统异常表现。而那种纯度不高、掺有杂质的海洛因对人体产生的危害往往更为严重。

鉴于小丘妈妈似乎对于小丘的日常活动并不十分了解，有了进一步排查的目标后，我们打算找小丘的好朋友过来谈一谈。小宇发现小丘有一个叫 Jay 的好哥们儿，每过几天就会来看望一次小丘。据说 Jay 住在小丘隔壁的寝室，两人平时经常会在一起玩儿。

我们把 Jay 找来。起初他并不承认他和小丘有过"溜冰"史。经过小宇一番动之以情、晓之以理的劝说，并且告诉他我们已经查出小丘的尿液检测呈现阳性反应后，Jay 终于承认了。他陈述，3 年前的一天晚上，他们跟着几个高年级艺术生出去泡吧，喝了一会儿啤酒，几个高年级男生便嚷嚷着没劲，问他们要不要尝试一下"刺激的东西"。

刚开始他和小丘并不明白所谓"刺激的东西"指的是什么，后来服务生把他们带到了后面隐蔽的包间，给他们端来了白色粉末还有锡纸，他和小丘才恍然大悟，原来这几个学长所指的就是毒品。

那天晚上他们开始战战兢兢地尝试吸毒，学长教他们用的就是烫吸的方法。当他们用不熟练的手法笨拙地点燃并且吸入那种迷幻而奇妙的白色烟雾时，心里隐隐地涌起某种犯罪的兴奋感。但第一次的感觉并不是十分美妙，Jay 觉得恶心头昏，有一种止不住想呕吐的感觉，小丘还跑去厕所吐了几次。

由于头一次的体会并不怎么好，Jay 后来就放弃了，也没有再碰过那种东西。可是小丘听了几位学长的话，说海洛因这玩意儿只有多尝试几次才能体会出它的美妙来，于是跟着他们又去试了几次。

有一次小丘回来偷偷地告诉 Jay，说他终于体会到毒品带来的快感了，那是一种他从未体验过的安宁与快乐。当快乐到来时，他只觉得无穷的云雾从脚下升起，令他觉得自己飘飘欲仙。再后来小丘就慢慢地对毒品上了瘾，他把每个月从他妈妈那里拿来的钱全部花在了那些白色粉末上。有时钱不够，他还会从妈妈放钱的柜子里偷偷拿一些。

就这样，小丘暗地里连续吸了几年毒，他也曾想过要戒，可是毒瘾却越来越大。听 Jay 这样说，我不禁想起在一本书上看到过的一句话：对于毒品，千万不要妄想着去尝试。因为毒品是魔鬼，以我们人类的意志是根本无法与之相对抗的。

有一天，在小丘情绪与状态都比较好的时候，我问他为什么会一再地尝试吸毒。他说因为生活缺乏乐趣与激情，爸爸整天不在家，妈妈向来只知道给他钱。父母根本无法理解他想要的生活，更无暇了解他的思想。在学校的日子，除了每天上课之外，也逐渐变得没有新鲜感了。我问他想要的是什么样的生活，他想了一会儿，摇摇头说，他自己也不知道，他甚至都不知道等自己从学校毕业后想去干些什么。

我又问他，怎么不去找个女朋友，他回答说，艺校的女生大多自命不凡、挥金如土，用他的话来形容就是太过肤浅，在学校里他觉得没有哪个喜欢的女孩子可以找来谈一场恋爱。他也知道毒品这种东西的害处，但就是断不掉那个念想。提到海洛因，小丘顿时来了精神，暗淡的眼神也变得明亮了起来。

看着小丘的样子，我记起了毕淑敏老师在她的《红处方》里描写过的一种吗啡猴模型。关于这种模型，书里大致是这样写的：实验人员在实验猴子身上安装一条特殊的管子，与药品装置相连。猴爪可以操纵一个杠杆，猴子只要一碰到那个杠杆，便会启动药品装置，一针药水就注射进它的身体。刚开始实验时，给它注射的是吗啡。猴子挨了第一针，最开始的反应是要躲避碰撞杠杆。可过一会儿它的爪子不小心误撞了杠杆，于是又挨了一针吗啡。几次下来，猴子开始仔细品味自己注射吗啡之后的感受。它觉得自己感受到了从来都没有过的愉悦，那是一种不可形容的快活感觉。于是它开始有意识地碰撞杠杆，杠杆很忠实，每碰撞一次，就准确地把一定剂量的吗啡注入猴子体内。随着时间的流逝，猴子对于吗啡产生了耐受性，以前可以使它感到快乐的剂量已经逐渐不起作用了。猴子很快想出了办法，就是用更快、更猛烈的动作去撞动杠杆。为了得到更大的幸福感，猴子会持续不断地主动注射，让大量的吗啡涌入到它的体内，直到它严重昏迷，再也无法撞动杠杆为止……

　　这是一个悲惨的故事，这样的模型从某种意义上来讲甚至是不太人道的，但却真实地反映了毒品这种东西对于生物体所能产生的巨大而难以遏制的影响。

　　我们对小丘妈妈说，小丘得的是一种较为罕见的"海洛因脑病"。当我们把小丘暗地里偷偷吸毒的事实告诉他妈妈时，她不敢相信。在她眼里，小丘一直是个好孩子，她责怪自己平时对小丘的关心太少，小丘的爸爸又经常不在家。小丘会变成现在这个样子，是她没有尽到做母亲的责任。

　　看着她自责的样子，我忍不住想，有些父母平时是不是太过关注自己的生活、事业，而导致他们与孩子之间缺乏最基本的沟通、交流。只有在事情发生之后，他们才会意识到，并且后悔原来自己忽略了对孩子的关爱。

　　我们帮小丘的妈妈想办法，把小丘送去了一家戒毒所治疗。几个月后，他妈妈来找黄老师，说小丘在戒毒所的精神不大好，总是出现幻觉，记忆力也渐渐变差了。

海洛因脑病没有特效药，戒毒之后的小丘又来我们这里住了院，我们给他对症应用了纳洛酮和一些醒脑的药物。听说小丘从我们那儿出院回家后，就被他爸爸接去了国外疗养，说是国外的医疗条件好，更适合他今后长期的康复和生活。

小丘走了以后，我们再也没有见过他。只是他妈妈来找过我们一次，说他在国外生活得还不错，戒毒成功以后又去学了服装设计。

梅毒也会
侵犯神经系统吗

有一天，36床来了一个男病号，小宇去问过病史。患者叫闻远，35岁左右，个头儿很高，身材魁梧。据小宇不知从哪里打探来的"可靠内幕消息"称，闻远虽然年纪尚轻，但在事业上已小有成就，是上海某家上市公司的老板。于是之后只要说起36床，我们就一致戏谑地称他为"闻老板"。

"患者有什么主诉？"我问小宇。

小宇说，听陪同的家属反映，他在大约两个月以前逐渐出现走路踏空、容易跌倒的表现，时常会伴有下肢闪电样剧痛，症状逐渐加重到无法独立下床行走；最近半个月还开始发生记忆力减退的征象，反应渐渐变得迟钝，神情也变得淡漠。

"难道又是一例年轻人罹患痴呆的病例吗？"年轻人罹患痴呆的病例并不罕见，我们有一位年轻的同事就患上了这种疾病，想起她，我不禁陷入了沉思。

"是有些像，同样年轻，也同样属于快速进展性痴呆。"小宇说。

"只是这一例似乎在痴呆的基础上还有其他系统受累的征象，病变更为广泛些。"我继续分析。

"行走踏空感、走路不稳、共济失调可能是由于小脑出现病变导致的，也可能是脊髓病变造成的深感觉障碍所引起的。走，我们再去查体，看看能不能再发现些什么。"我拉着小宇朝36床所在的房间走去。

那个叫闻远的患者安静地躺在床上，床边凳子上同样安静地坐着一个身材姣好、面容秀丽，脸上化着精致妆容的姑娘。姑娘的妆容衬托得病床上闻老板的脸色略显得灰暗了些。

我问她是不是患者家属，她迟疑片刻，微微点了点头。听见我们说话，闻远转过头淡淡地扫了我和小宇一眼。我示意那姑娘，我们要再给闻远仔细地做一下体检，她迅速站起身，把床边的位子让给了我。我简单问了闻远几个常识性的问题，发觉他答得有些吃力。

"现在是早上还是下午？"我问。

"……呃，应该是下午吧。"他回答。

"大约是几点呢？"我又问。

"……我没有表，大概是……一点左右吗……还是已经两三点了。"他皱皱眉说。

"中午吃饭了吗？"我继续追问道。

"吃……过了吧。"他迟疑地回答。

"吃的是什么，还想得起来吗？"我看着他问道。

"嗯，不太想得起来了，好像是米饭和一些蔬菜……对不起，具体我记不得了。"他费劲地摇了摇头。

"仔细想想。"我安慰他别着急。

"嗯……还是不太记得。"沉吟半晌，他还是摇了摇头。

"你现在在什么地方？"我换了个问题。

"……好像是医院。"他迟疑着说。

"你认识她吗？"我指着他旁边的姑娘又问。

"……好像见过，她应该是叫芊芊吧。"他仔细地看了看她后说。

我转过头，那个被闻远唤作芊芊的女孩儿悄悄地点了点头。上面这些看似十分简单的问题，其实包括有关时间、地点、人物定向等在内的诸多信息。作为神经科医生，我们经常使用这些问题来检测患者的认知功能是否发生障碍，用专业术语来讲，这些问题是专门用来检测患者是否存在痴呆症状的一些常识性问题。

在这些经典问题中，最为有趣的问题是"一斤棉花和一斤铁哪个更重？"当我们问这个问题的时候，被测试的患者经常会用一副轻蔑的神情，毫不犹豫地回答："当然是铁重啦！"

每次听到这个答案，我们总会哈哈大笑。等他们再仔细琢磨一下，就会拍着脑袋恍然大悟道："一斤棉花和一斤铁这两种同样是'一斤'的东西，应该一样重才对啊！"

我问闻远是否记得家里的地址和电话号码，他想了一会儿说："记不清楚了。"

芊芊在旁边补充说："他连许多自己以前的事情都记不起来了。"

我对芊芊说："闻远的记忆与反应的确存在问题，不过应该还不算太严重。"

芊芊摇摇头对我说："闻远以前的记忆力惊人，几乎从来不会忘事。对于人的面容和名字基本都过目不忘，现在的他和从前相比简直是判若两人。"

由于闻远对于查体还能基本配合，我又给他做了肌力与感觉方面的初步测试，发现他下肢的感觉的确存在问题。当我把震动着的音叉放在他的关节部位时，他并不能感受到明确的振动感。我让他闭眼，然后用手指把他的脚趾向上搬动，他也不能准确地说出我碰的是他的哪根脚趾，更不能判别是在往哪个方向运动。

我问小宇，对于闻远的神经系统损害的应该定位在哪里，小宇想了想说："记忆力、理解力方面的下降还是属于大脑皮层损害引起的痴呆；而下肢振动觉与位置觉的减退，则说明脊髓后索部分可能也存在着深感觉障碍。所以总体来看，闻远的病变似乎是多个系统受到影响的结果。"

我赞同地点点头，认为小宇说得不错。

接下来又是神经病学的定性这个老问题了，快速进展性痴呆加上下肢感觉的减退，这种皮层加脊髓的病变究竟是什么原因造成的呢？我们打算去请教一下黄老师。

第二天早晨，我和小宇走进闻远的房间，看到芊芊正在问闻远早上想吃什么。

"包子。"闻远望着天花板，面无表情地说。

"别的呢？"芊芊继续问。

"包子。"闻远重复道。

"好吧，那你是想吃肉馅儿的包子还是素馅儿的？"芊芊耐心地为他擦着脸，继续问。

"包子就是包子，你给我包子就行。"闻远很不耐烦地推开了芊芊的手。

芊芊愣了愣，把手里的毛巾扔进脸盆，端盆起身，准备出去倒水，见到我们，她尴尬地笑了笑。

黄老师看过闻远的病史并仔细为他做了体格检查后认为，定位在皮层和脊髓没有什么疑问。关于定性，他问我们有没有查出什么有价值的线索。我和小宇一致地摇摇头说，目前关于发病原因方面仍然没有什么头绪。

黄老师要考小宇，便让她说说对于快速进展性痴呆有没有什么想法。

"包括病毒、寄生虫、真菌在内的各种感染源，再比如遭遇慢病毒之类的特殊感染，还有脑卒中等脑血管疾病、淋巴瘤等肿瘤性疾病、维生素缺乏等代谢性疾病、自身抗体导致的免疫性脑病，以及中毒等，都可以造成临床上快速进展性痴呆的发生。"小宇不假思索地说。

黄老师赞扬小宇进步神速。我们接着向黄老师征询他对闻远病因的考虑，他让我们先铺开去彻查，所有包括感染、中毒、代谢、肿瘤、免疫等在内的指标，一个都不能放过，这叫"撒开大网捞大鱼"。

脑电图检查结果显示，闻远没有正常人应该有的脑波节律。小宇打算当天下午就给他做腰穿检查，急着过去找芊芊签字，却发现芊芊不在病床边。她向邻床的家属打听芊芊去哪儿了，他们都回答说不知道。我让小宇照着病历首页上留的电话打一个试试，或许就是芊芊的手机号码。

小宇打电话过去把要找家属签字的事简单说明了一下，对方丢下一句"知道了"，便挂断了电话。

小宇说听那个声音不像是芊芊，我让她不要大惊小怪，闻老板的家属又不是只有芊芊一个人。

中午我和小宇正在办公室吃饭，护士小易推门进来，说是闻老板那边又来了一个女人，正在和芊芊剧烈争执着什么。我和小宇赶紧过去看，另外一个30多岁、模样端正的女人正站在36床边指着芊芊大声数落着什么，芊芊默默地低着头不作声。

我过去拉开芊芊问她发生了什么事，另外那个我们不曾见过的女人转过身冲我和小宇说："医生，刚才是我接的电话，我才是闻远的爱人。"

听她这样说，我和小宇惊讶地怔在那里。芊芊抬起头，我看到她的脸上挂着两行泪水。

那个自称是闻远爱人的女人叫肖怡，我们请她去了办公室，打算再向她详细了解一些闻远的情况。刚一坐下，她便问我们知不知道闻远以前感染过梅毒螺旋体，我和小宇面面相觑地说不知道。

她告诉我们，她和闻远以前是大学同学，毕业以后就结了婚，两人还分配到了同一家单位。没过多久，闻远开始一门心思地想要创业，从原来的单位辞职后开办了现在的这家公司。创业常常需要找关系、拉客户，为了生意总是难免会去些像夜总会这样比较特殊的场所。随着闻远的公司越办越大，客户也越来越多，好几次他都是深更半夜喝得烂醉如泥地被那些生意场上的朋友送回家。

为了这事，她经常和闻远吵架，并且不赞成他继续这样创业下去。争吵的次数多了以后，两人的感情就在这无数次的恶语相向中慢慢减淡，闻远也渐渐变得不愿意回家了，有时干脆就整夜睡在外边。据肖怡说，芊芊就是闻远在外边结识的女人。

肖怡回忆说，几年前有一次闻远为了芊芊和其他客人起了争执，被别人打成重伤，结果被救护车送去医院，还输了血。这场风波过去一段时间后，有一天闻远回家说是觉得不舒服，头痛、发热，身上皮肤开始出现片状的斑丘疹。去医院查体，发现有淋巴结肿大，后来就住院做了全套的血液学检测，结果发现梅毒初筛试验（简称 RPR 试验）与梅毒螺旋体抗体试验（简称 TPPA 试验）都呈现阳性反应。医生说要考虑梅毒螺旋体感染，给他打了几个星期的青霉素，等症状基本消失后才出的院。

闻远出院回家后，肖怡就从原来的家里搬出去住了。她自己也偷偷跑去做了关于梅毒的血液学检测，结果呈现阴性，这才放下心来。

我问肖怡有没有打算和闻远离婚，她摇摇头愤愤地说："我可不能平白无故就给外边的女人腾地儿。"

顿了顿，她又半开玩笑半认真地来了句："医生，他最近是不是病得有点儿傻啊，你们可得快些把他给治好了，不然他总想不起来那些银行卡密码什么的。要是哪天我真要跟他离婚，那也总得和他把家产分干净了再离吧！"

听了她的话，我没有吭声。

等肖怡走了，我和小宇回护士台。小易拿闻远的化验报告给我们看，他的 TPPA 和 RPR 试验还是呈现阳性反应，滴度也仍然相当高。

小宇悄声说："真没有想到闻老板得的会是这样的病，更没有看出来像芊芊这样干净秀气的女孩子居然会是小三，而且还是从'风月场所'出来的小三。不过这个小三对闻老板还真算是不错的了，连他老婆都不管他了，多亏她帮着忙里忙外的。"

"那有啥，小三当中也有那种有情有义的人。"小易边说边朝 36 床房间的方向努了努嘴。

小宇点头对小易的话表示赞同。我敲敲她们的脑袋，让她们注意不要随便在上班时间瞎聊患者的八卦。

黄老师得知化验结果以后分析，闻远出现的痴呆、深感觉障碍等皮层与脊髓损害的症状，就是由于梅毒螺旋体侵入中枢神经系统后引起的神经梅毒表现。神经梅毒往往是在梅毒螺旋体感染的后期病程中才会发生并且逐渐出现相应的症状。一般来说，**梅毒螺旋体可以通过性接触传播、血液传播或者间接接触传染等几种途径导致感染**。而闻远之所以感染梅毒螺旋体，很有可能与几年前他英雄救美之后的那次输血有关。

关于他英雄救美的经过，我也是后来才从芊芊那里得知的。有一天我找到芊芊，她承认肖怡说的话都是事实，但是她说她跟着闻远并不是为了他的钱，她对闻远是有感情的。她一直记得那天晚上，当有一桌喝得醉醺醺、流里流气的客人企图对她动手动脚的时候，是闻远挺身而出，挡在她的面前。后来那群人就开始对闻远拳脚相加，其中一个还顺手操起桌上的酒瓶砸在闻远的头上。

再后来警察过来带走了闹事的那些酒鬼，也把重伤的闻远送去了附近的医院。由于多处受伤外加失血严重，医生给几乎休克的闻远紧急输血补液，经过几天几夜的抢救才把他从死亡线上拉了回来。那次以后她就彻底地爱上了闻远，虽然知道他已经结婚，但是她不在乎，现在她也已经离开了原来工作的那家夜总会。

我告诉她，由于之前那次输血的血制品可能存在污染，闻远目前的梅毒血清试验呈阳性反应。我问她要不要也去检查一下，她摇摇头说不用，反正现在自己也没有什么症状。

"像我这样的女孩儿，只身从外地来到上海，没读过太多书，也没什么本事。原来靠着身材和长相做了陪酒小姐，从来没有人会真心管我的死活。难得闻远对我这么好，现在他病了，我就在这儿照顾他就成。"芊芊淡淡地说，"如果肖姐真不要他了，那我来负责他的下半辈子。"

看着芊芊那张还十分年轻并略显得有些稚气的脸庞，我默默地叹了口气。

由于腰穿的脑脊液检查和血清学检测均提示滴度阳性，我们又给闻远用了一个疗程的青霉素。打完青霉素后，闻远的症状有所缓解，大脑也渐渐变得清楚起来。一直到闻老板出院，都是芊芊在那里陪伴着他，我们没有再见肖怡来过。

神经科医生的话

当今社会，人们的工作压力与生活压力普遍增大，在层层重压之下，往往缺少一个正确的"输出口"。很多时候，未经世事的年轻人往往就会去尝试一些所谓"新鲜刺激"并且"富有挑战性"的异常体验。比如吸毒，比如灯红酒绿的生活，而这样的生活很多时候未必能帮助他们真正释放压力，随之而来的往往是种种意想不到的恶果。

普通人一般不知道的是，**无论是海洛因这样的毒品，还是梅毒、艾滋病之类的螺旋体或病毒感染，最终都会侵犯到神经系统，从而引起脑、脊髓、周围神经等多个部位广泛受损，病情严重时甚至可能导致患者死亡。**

记得还在做住院总[1]的时候，我曾经去上海市疾病预防控制中心会诊过一例 HIV 感染引起艾滋病脑病（HIV 脑病）的病例。小伙子很年轻，20 岁左右，是家中的独子，家里经济条件也很不错。父母对他十分宠爱，基本只要是他提出的要求就都能得到满足。

1　大型医院设置的岗位。担任住院总的医生，凡上班时间内均在病区负责本科室突发状况的紧急处理与全院的会诊事项。

　　他向来对于刻苦学习没有多大兴趣，18岁以后就基本辍学了，天天游手好闲地和一群不三不四的酒肉朋友混在一起。一次偶然的机会，他迷恋上了毒品。但他用的不是烫吸，而是偷偷用静脉针头往血管里直接注射药物的那种方式。之后他的毒瘾变得越来越大，由于注射针头的关系，他染上了艾滋病。

　　我去看他时，他已经出现了典型的HIV感染后期脑病的症状：抽搐、淡漠、痴呆、四肢反射亢进伴发肌肉阵挛，全身瘦得几乎是皮包骨头，不成人样了。他妈妈泣不成声地哀求我救救她的儿子，我对她说现在已经晚了。一般来说，不管是梅毒螺旋体还是HIV，一旦侵犯到神经系统多半已经到了病程的后期，像她儿子那种症状，基本上已经是回天乏术了。

　　看着她悲伤的神情，我只能说这是父母溺爱孩子，而从来不关心孩子们需要和缺乏的究竟是什么所导致的结果。我很想问问她，当初她儿子每次伸手向她要大笔零花钱去偷偷购买毒品的时候，她为什么不好好地问一问她的孩子到底用这笔钱干了什么。毕竟当事情发生以后，再多的眼泪与后悔都无济于事了。

　　目前对于梅毒螺旋体感染，比较有效的针对性手段是应用青霉素或者头孢菌素冲击治疗。这样能够控制部分患者的病情，但是仍然无法彻底地根治。对于HIV，除了尝试免疫治疗以外，目前同样缺乏行之有效的治疗方案。感染HIV以后，由于免疫功能缺陷，部分患者还有可能发生诸如继发性真菌、梅毒螺旋体的感染以及肿瘤等条件性并发症。而对于海洛因引起的白质空泡变性脑病，临床上也只有一些对症治疗的手段和方法。

对于神经梅毒或者艾滋病等神经系统感染性疾病，还是重在预防，而预防的根本便是切断传播途径。上述神经系统感染性疾病的传播途径有：

1. 性接触传播。

2. 血液和体液的体外接触，其中包括输血在内。

3. 围生期[1]因素，即有可能由患病母亲传给婴儿。

4. 职业性接触。

故而，作为医生，我们提倡不嫖娼、不卖淫，避免不洁性生活，使用避孕套。

鉴于血源性传播的可能，对参与献血的人员和血制品应当严格筛查相关抗体，以保证血源的卫生与清洁。医护人员、化验人员与实验室人员应当按具体情况采取相应的防护措施以杜绝职业性接触感染，手术过程中如可能产生感染，相关人员应佩戴防护眼镜；对于收集标本和检查使用的器械应做特殊标记并及时处理；对于特殊环境应进行常规高温消毒，采取酒精杀灭等措施。

作为家长，除了在物质上满足孩子以外，还应当更多地在精神上去关心与理解孩子。对人们来说，更应当学会通过正确的途径去排解生活与工作中的压力与苦闷。只有这样我们才能保持积极的心态和拥有健康的人生。

---

1 指怀孕后期至新生儿出生后的一段时间。分为产前、产时和产后三个阶段。

Chapter 07

睡眠障碍、焦虑状态、抑郁状态……
让人分不清楚的
神经病和精神病

我们的兄弟学科"精神病学"是指什么呢？通俗地讲，精神疾病也可以称作心理疾病、心身疾病，主要是指一组以表现在行为、心理活动上的紊乱为主的系统疾病。

其实大家平时随口说的
"神经病"实际上是指"精神病"

在这里有必要再次说明一下"神经病"这个话题。

神经病学博大精深，神经内科主要研究的是包括脑、脊髓、周围神经以及肌肉等发生损害的机制、病因、症状、诊断、病理、治疗与预防等在内的一门重要学科。神经系统疾病，顾名思义，是指发生于中枢神经系统及周围神经系统的以感觉、运动、意识、自主神经功能障碍为主要表现的疾病。也就是说，我们能清醒地维持正常思维，能感知外界的刺激，能自如地活动身体，全部有赖于神经系统的正常运作。

记得在我刚接触神经内科时，前辈说："小丫头你不用怕，咱们科其实很简单，只看发生在脑、脊髓、周围神经以及肌肉的毛病就好，其他啥也不用管，所以说神经病其实很容易看。"

这番话让我明白，我们的确是治神经病的；同时也让我困感，为什么在学习了那么久之后我仍然没有找到那种所谓"很容易"的感觉。那么神经科到底是看什么病的呢？

通过前辈，我知道了神经科具体看的病包括：

1. 发生在大脑的各色病变。比如卒中（脑梗死或脑出血），各种感染性与自免性脑炎、脑病，癫痫，头痛，头晕等。

2. 发生在脊髓的各种感染性自免性脊髓炎，脊髓血管病，营养障碍性脊髓病，还有一部分脊髓压迫症。

3. 发生在周围神经的由中毒感染、遗传、代谢、营养缺乏、内分泌紊乱等原因引起的神经病变。比如吉兰－巴雷综合征就属于周围神经病中比较有名的病种。

4. 发生在肌肉的、与儿童有关的肌营养不良，各种原因引起的肌炎、肌病、重症肌无力和周期性麻痹。

以上这些大致就是常见的神经病，我再举几个名人的例子来帮助大家理解。李小龙、凡·高、拿破仑等人都患有癫痫；王朔的小说《过把瘾就死》里的方言死于重症肌无力；霍金罹患的是运动神经元病（通俗地说就是"渐冻人"）。

而我们的兄弟学科"精神病学"又是指什么呢？通俗地讲，精神疾病也可以称作心理疾病、心身疾病，主要是指一组以表现在行为、心理活动上的紊乱为主的系统疾病。目前的研究结果认为，精神疾病主要是由于家庭、社会环境等外在原因，与患者自身的生理遗传、神经生化等内在因素相互作用所导致的，以患者出现心理活动、行为功能紊乱为主要特征的一组病症。

　　其实大家平时随口说的"神经病"实际上是指"精神病"。精神疾病大抵可以分为轻型与重型两种，常见的轻型精神疾病有焦虑症、强迫症、抑郁症等；常见的重型精神疾病有精神分裂症等。

　　轻型精神疾病主要表现在感情障碍（比如焦虑忧郁）与思维障碍（比如强迫观念）方面，但患者的认知、逻辑推理能力及其自知力都基本完好；而重型精神疾病的初期，患者也可能出现焦虑、强迫观念等表现，此类患者的认知、逻辑推理能力将会变得很差，自知力几乎全部丧失。

　　一般来说，**神经疾病属于器质性病变的范畴，神经病患者往往对于自身罹患的疾病具有自知力；而精神疾病多属于功能性疾病的范畴，精神病患者大多对于自身所患疾病缺乏自知力。**

　　记得在学校上课的时候老师讲过，曾经神经病学与精神病学是不分家的，这也算是神经病与精神病之间的不解之缘了吧。

睡不好是件相当普遍的事儿，同时也是一件要命的事儿

〰〰〰

　　神经科门诊络绎不绝的患者中常常有一大部分是因为失眠来的。对于失眠的原因，其实有许多心理因素掺杂其中。长久以来业界对于失眠到底应该归神经科看，还是归精神科看，一直都没有定论。但是这么多年来，我们科的医生们一直在勤勤恳恳地收治着失眠患者。

　　在我的记忆里，这辈子最刻骨铭心的 3 次失眠经历如下：

　　第一次是在小时候。那时我偷偷和同学混进大人堆里看了一部国产恐怖片，片名叫《黑楼孤魂》。现在回想起来也就是道具师找来几个假骷髅在空中飞来飞去的那种，并没有什么技术含量。可当时看完电影以后，我几乎连续 2 个月每天夜不能寐，只要一合上眼就立刻能看见电影里那扇诡异的沉甸甸的朱红色大门迎面向我压来，这也只能怪我"自作孽，不可活"。

第二次是在高中。有一次参加摸底考试，因为前一阵没有认真学习，结果物理考得一塌糊涂，物理老师大发慈悲勉强给了我个及格。拿着试卷走出教室我就开始悔不当初，回到家果然接受了我爸相当严厉的再次教育，然后我就彻底崩溃了。在之后的两个礼拜里，我只要一做梦就会听到有人喊我去考物理，接着立即就被吓醒了。这也是我不好好学习的后果。

第三次是在博士毕业前夕，那时我正忙着"捯饬"论文。因为病房人手紧缺，我又被排班的干事拉回去值了几个夜班，再加上空闲的时候我总会忍不住跟QQ、MSN上面的朋友们聊上几句，如此夜以继日，结果自然又是连续失眠。这是我作息不规律的后果。

有过这3次经历以后，我无师自通地对各类安眠药物有了粗浅的了解。这以后的失眠就总是与开会、出国、倒时差、换环境等有关了。通常情况下我的失眠都极其彻底，基本可以从躺下的那一刻开始，一直睁着眼到天亮。中间每隔一小时起来看一次表，同时不停地感慨：黑夜怎会如此漫长。

每当有患者过来向我咨询"最近一直严重失眠，应该如何治疗"的时候，我总是会宽慰他们："平常人或多或少都会有失眠的经历，失眠是常事儿，'庸人自扰之'。"睡不好是件相当普遍的事儿，同时也是一件要命的事儿。

据统计，在我国，睡眠障碍的发病率高达40%，尤其在有知识、有文化的白领群体中更是普遍。工作总会给人带来无形的压力，白天脑子不停地快速运转，到了晚上如果还是停不下来，长期思维活跃、精神紧张，就会导致失眠。

那么，从专业角度讲，失眠究竟是什么原因引起的呢？严格来讲，任何一种内在或外在因素的改变都可能是诱发失眠的原因。比如由于情绪方面的冲突引发心理性失眠；由于抑郁、焦虑、惊恐等一系列情感障碍引发精神性失眠；由于哮喘、肺炎、胃溃疡或是脑部变性病引发躯体疾病相关性失眠等。

失眠常常有多种表现形式，如入睡困难、夜间易醒、熟睡维持障碍和早醒等。

下面举几个实际例子帮助大家理解：

若干年前，我还在做住院医师时经常倒夜班，一宿一宿地不睡觉。昼夜颠倒地值完一次班后，我常常需要1周左右的时间才能把睡眠周期调整过来，等好不容易倒过来的时候，往往又要迎接下一周期夜班的来临。长此以往，我产生了严重的睡眠障碍。这属于受到工作影响引发的失眠。所以医生是个辛苦活，失眠者慎入。

小赵同学36岁，经常需要出差，动不动就飞欧美一些国家，并且每次都只待十天半个月，经常是欧美那里的旅行时差还没有适应就又搭飞机回国继续适应北京时间。除了时差问题以外，小赵睡觉还择床，换间房、换张床就能让她一晚上躺在床上翻来覆去地"烙饼"。长此以往，造成小赵睡眠浅、入睡难、易惊醒，这属于难以适应环境引发的失眠。所以不要觉得频繁出国是好事，是美差，常年这样来回折腾一样是件辛苦活。

苏迪是在校大学生，19岁，处女座，凡事要求完美，对自己严格得近乎苛刻。他学习刻苦，成绩优秀，每次考试都不允许自己跌出前三名。只要参加比赛，他都是夺冠呼声最高的那个。凡此种种给他带来各种荣誉的同时，也让他背负上了沉重的思想包袱。

时间久了，苏迪觉得自己有些不堪重负，每次遇到大事便会觉得心理压力特别大。身处四人间的学生宿舍，听着隔壁床铺上同伴均匀、规律的鼾声，更是让他整夜无法入眠，这属于过度紧张、焦虑的后遗症。

所以，很多事情往往在他人看来很美好，但其中的酸甜苦辣只有自己才知道。

杨阿姨今年60岁，不久前体检发现患肺癌后去医院接受放疗、化疗，折腾了好一阵子。自从患病之后，她便经常觉得心悸气短、郁闷难解，时常喟叹自己来日无多，夜来更是难以入睡。这属于躯体疾病、精神压力与心理负担造成的综合性结果，化疗药物的刺激性反应更是失眠症状加重的帮凶。

所以，睡眠是个复杂的节律性生理现象，正常的睡眠－觉醒周期其实很脆弱，很容易受到各种各样外界因素的干扰。看完以上这些，大家应该明白了，睡不着其实也没什么大不了的，你我身边的人都可能和我们一样身受或轻微或严重睡眠障碍的困扰。

相信只要有过失眠经历的人都会有这种类似的体验，越睡不着就越害怕睡不着，越害怕睡不着就越睡不着，这样就形成了一个恶性循环。结果往往导致当事人愈加过分地纠结于"睡不着"的那种情绪当中不能自拔，对此，我自己也深有体会。

记得我最为严重的一次失眠，夜里辗转反侧，怎么也睡不着，然后一片接一片地吃安定（地西泮），结果一共吃了6片才昏昏沉沉地睡着了。幸运的是第二天我还是如常醒了过来，并且再一次看到了窗外冉冉升起的太阳。

关于失眠的治疗，在我看来首先需要端正态度、理清思路、正视失眠这件事儿，养成良好的睡眠习惯，营造良好的睡眠环境。比如调暗室内光线，设定适宜的温度、湿度，选用填充舒适的枕头、被褥，维持固定的作息规律，防止睡眠节律紊乱。

夜间失眠者应尽量避免白天小睡或午睡，减少白天卧床的时间，提高睡眠效率，同时在白天适度运动，睡前按摩放松，这些都可以增强晚间的睡眠欲。如有条件，可在临睡前冲个温水澡。还要注意调节饮食，睡前可以喝杯牛奶，避免含酒精、咖啡因等刺激性成分的饮品。

总结一下就是要做到：禁烟、禁酒、禁通宵，少喝咖啡、多喝牛奶，没事儿别往床上赖。还有一条很重要，专门针对未成年人，千万别让未成年的孩子看恐怖片，因为真的很可能会造成心理阴影，对于这一点，我有着深切的体会。

其次就是药物治疗，在临床上应当根据不同的失眠症状来选择相应的药物。治疗失眠主要还是需要依靠镇静催眠类药物，如为入睡困难者，可考虑选用思诺思、佐匹克隆、咪达唑仑等能快速诱导入睡的药物；如为夜间易醒者，建议选用舒乐安定、硝基安定等能够延长睡眠时间的中长效镇静药；如为早醒者，同理应考虑选用中长效的硝基安定、氯硝安定等。

对于合并抑郁焦虑情绪者，治疗原发病也十分重要。可考虑选用曲唑酮（SARI 类药物）、怡诺思（SNRI 类药物）、米氮平（NaSSA 类药物），也可试用氟西汀、帕罗西汀、舍曲林、西酞普兰等 SSRI 类抗抑郁药。如为合并焦虑症状，可加用黛力新，随着原发疾病的好转，失眠的症状亦可能逐渐获得改善。

在临床实践过程中，我总结的用药经验如下：

1. 不妨尝试使用"车轮战术"，即每一种镇静安眠药都会存在所谓的"蜜月期"效应，如果使用一段时间的阿普唑仑后发觉效果大不如前，可以考虑试试思诺思或佐匹克隆。

2. 还可以试用下"鸡尾酒疗法"，即将不同类型的药物搭配使用。特别是对部分合并抑郁焦虑情绪者，可以考虑白天用中小剂量的黛力新来搭配晚上的佳静安定，或者用小剂量的米氮平来搭配西泮类药物联合应用。往往都会起到事半功倍的效果。

需要特别指出：失眠这件事儿其实并没有大家想象的那么可怕，许多失眠常常与应激有着密不可分的联系。因为每个人在每天都会遇到一些事儿，也一定会有身体不适的时候。所以应当把失眠看作一件十分稀松平常的事情来淡化它，而没必要对短暂的失眠感到紧张不安。

作为一名医务工作者，由于长年累月地生活不规律，我常常出现失眠的症状。其实没有一位医生的作息与睡眠周期是完全正常的。既来之，则安之，我们全靠意念和信心支撑着。

神经病还是精神病

很多患者其实出现的是该去看精神科的症状，但他们总是会跑来神经科门诊求助。

有一次在门诊，我接待了一位 40 岁左右的男患者，我问他什么地方不舒服，他十分紧张地告诉我，他总是疑心楼上住着的邻居想要谋害他。我问他为什么会产生这种不好的联想，他絮絮叨叨地和我说了大半天。听完他的话我大致了解到，中心思想无非是由于平时的一些琐事，他与楼上的邻居长期以来积累了许多矛盾，当面都吵过好几回。

楼上老夫妻俩退休前是在某个保密单位搞精密仪器的，家里据说摆放了许多奇怪的设备。这位男患者知道后，便开始怀疑老两口是不是天天在用这些仪器设备窥探他的隐私，日子久了，他被自己的这个想法折磨得寝食难安。

最近一段时间，他总是觉得自己腰酸腿痛，有时还会无缘无故地觉着头晕、胸闷，甚至连透气都变得困难起来。于是，他更加怀疑是楼上的老两口从中作祟，又研发出什么高精尖的设备来辐射他、毒害他。

听着眼前这位患者反复诉说着自己的猜忌，看着他一脸惊恐、疑神疑鬼的表情，按照我的判断，我直截了当地告诉他："你挂错科室，找错医生了！像您所说的这种症状大致属于精神科疾病当中的'被害妄想'，应该去找心理医生咨询一下。"

上面这个例子属于比较典型的精神疾病，另外还有很多心理疾病患者是以神经科或其他内科症状作为主诉的。比如在神经科门诊，我们经常容易遇到心理疾病患者以头痛、头晕、心慌、抽搐等为主诉。

我在前几章中说过，凡是与神经内科沾边儿的疾病，很多都会跟随患者一辈子。而很多患者在这样漫长的时间里和疾病做斗争时，一不小心就会导致心理负担加重，出现各种"心因性障碍"，这也就是从神经疾病向精神疾病的转换。

还有一个例子，主人公是某大学退休老教师，一位典型的苏州老太太，温文尔雅，操一口吴侬软语，穿着讲究，从外表看不出她的真实年龄。

她第一次由女儿陪着来我的门诊的时候，我问她有什么不舒服，她微笑着对我说，自己除了最近晚上有点儿失眠，白天精神状态不太好以外，其他并没有什么不妥。接着她还嗔怪地看了看女儿说，小辈们太大惊小怪，非要带她来看病，她觉得自己的身体好着呢。我笑着对她说有小辈们的关心，那是她的福气，多少人羡慕都来不及。

接着我为她做了简单的神经科查体，又询问了一些相关的问题，如她所说，并没有发现什么明显异常。老太太的女儿示意旁边陪着一块儿来的老公扶老太太去门口坐一会儿，自己转身关上了诊室的门，抱歉地对我说："医生，麻烦你了，其实我妈最近这段时间的确有点儿问题，我们家人都看得出来。"

我问她发现的是什么样的问题，然后她对我讲了一个故事。老太太姓叶，平时邻居朋友都喜欢管她叫叶老师，在下面的叙述中我就简单地把老太太的女儿称作小叶。

小叶的父亲2年前去世了，叶老师退休后，小叶怕母亲一个人会感觉寂寞，便和爱人商量着搬去与母亲同住，互相之间也好有个照应。因为多了几口人吃饭，孩子童童平时上学、放学也要由叶老师负责接送，小叶便去中介找了一个小阿姨来帮母亲。

据小叶说小阿姨长得十分干净，人也机灵聪明，叶老师见了觉得十分亲切。小阿姨叫小琴，小叶和她说好了，每天在叶老师家工作3个小时。每天下午3点左右，小琴会准时来她家帮忙打扫卫生，清洗前一天换下的衣物，再帮着做一顿晚饭。

叶老师一直是开朗乐观的性格，小琴来干活时总是乖巧地一口一个"奶奶"地叫她。很快叶老师就真的开始把小琴当成自己的孙女那般看待，越发觉得投缘了起来。小叶和爱人工作比较忙，经常轮着出差，有时一走就是一两周，有小琴在，他们俩觉得放心了许多。

有一次，叶老师出门的时候不慎从楼梯上踏空，摔了一跤，造成右足骨裂，在床上休养，小琴还自告奋勇晚上过来陪夜，整整贴身侍奉2个月。为此小叶十分感激，后来送了小琴一个颇为丰厚的红包表示答谢。

经过这件事情以后，叶老师更加觉得离不开小琴了。有一次她还对小叶说，女儿、女婿平时都忙，以后是指望不上的。等自己以后老得走不动路，就让小琴住到家里来照顾她，这样自己的晚年算是有保障了。小叶也觉得这个主意不错，便笑着同意了。

转眼到了年底，各种物业费、停车费等开始征收，小叶用几个信封分别包上不同数额的人民币，准备等有空把这些零零碎碎的钱分头拿去交掉。她另外还包了1万元，准备等过节的时候，为家人买点东西或是包几个红包给亲戚朋友的孩子们作为压岁钱。叶老师家上锁的抽屉不多，平时的零用钱总是锁在她床边写字台中间那个抽屉，抽屉钥匙就扔在笔筒里。

圣诞过后的那个星期五，小叶照例又要去北京出差，临走前她嘱咐爱人周六一定要记得去把停车费交了，物业已经贴出告示，本周末为交费的最后期限。想到爱人平时大大咧咧、马马虎虎的样子，她特意在装钱的信封上标明"停车费"三个字，并且把这包钱放在抽屉里最显眼的位置。

第二天早上，小叶正在公司开会的会议现场忙碌着，手机短信提示音响起。

她瞄了一眼，是爱人发来的消息："没有看到停车费。"

小叶随即回了一条："别粗心，仔细找找。"

半小时后，她爱人回复："已把抽屉翻遍，还是未见。"

小叶急了，拿起电话找了个僻静的角落便拨了回去。电话一通，她劈头盖脸地数落了丈夫一顿，并且告诉他，就是怕他找不着钱，所以特意把信封放在了抽屉里那一堆杂物的最上面。

电话那头小叶爱人委屈地说："已经找了 1 个小时，就是没有见到钱。如果不信，你自己可以提前回来看。"

于是第二天小叶改签了最早一班航班，提前回到上海。周日中午时分，一回到家，小叶便和爱人一道仔细检查放钱的抽屉，写有"停车费"字样的那个信封果然不翼而飞。再仔细翻看了一下，小叶发现另外一个装 1 万元备用金的信封也有些不对劲，似乎轻薄了许多。当下数了数，发觉里面只剩 3000 元现金，两个人赶紧合计了一下。小叶爱人回忆，从外部表象来看没有发觉丝毫异常，抽屉没有被撬的痕迹，而抽屉钥匙也原封不动地躺在老地方，应该不像是外贼作的案。

两人随即询问叶老师，叶老师怔了怔，说这两天家里没有来过外人。小叶接着询问叶老师是否觉得小琴有异样，叶老师摇摇头说肯定不会是小琴，那丫头好着呢，昨天还专门问小叶姐什么时候回上海，她好早点儿过来做饭。

小叶想起今天是该给小琴发当月工资的日子，她应该不会不来，正想着，小琴果然提前到了。刚进屋，她照旧亲热地和他们一一打过招呼，随即拉着叶老师的手说，做完今天她要向奶奶告假，原因是她在老家的妈妈病重，需要她回去照顾。

小叶闻言对爱人使了个眼色，两人进里屋商量对策。小叶决定就眼下的这个情况看，必须马上报警。拨完110，小叶走出屋子探查动静，小琴一如既往地擦家具、拖地、吸尘，间或和叶老师说说话。见小叶出来，叶老师忙拉过她说："要有确凿的证据才能报警，别无缘无故冤枉了好人。"

110很快赶到，小叶大致向民警说明了情况，警察与夫妻二人核对了屋内的情形，自然把小琴的嫌疑排在了第一位。小叶让爱人继续和警察勘查现场，自己到大厅注意小琴的动向。走出屋子，小叶发现房门大开着，便问叶老师小琴去哪儿了，叶老师说小琴觉得今天垃圾有点儿多，于是先带一包出去扔了。

当下小叶觉得有些蹊跷，往常小琴都是在临走前才把垃圾袋一并带出去丢了，今天怎么好好的想起来要提前倒呢，一个念头在她脑海中闪过。见小琴神色镇定地进来，小叶立马奔到垃圾桶边，打开桶盖仔细翻查起来。翻到最底下那层，赫然发现写有"停车费"字样的信封安静地躺在那里。打开信封数了数，除了6000元停车费以外，还有另外那7000元备用金。小叶顿时蒙了，恍惚着捡起那个塞得满满的信封，她一边往回跑，一边大声喊道："钱找到了，就在垃圾桶里！"

后来小叶就听见民警从寻呼机里呼叫刑侦组过来勘查现场，又问木然站立一边的小琴钱是不是她扔的，小琴点头承认。

她回过头对叶老师说："奶奶，我错了，我把钱还上还不成吗？"

小叶看见母亲惋惜地对小琴说："傻丫头，你怎么可以做出这样的事情啊，这个是要依照法律来判决的，不是我说不追究就可以的……"

听着小叶的诉说，我觉得她直到现在都有点儿缓不过劲儿来。按照她的说法就是，当时发生的一切都像是在电视剧中才能看到的情节。

人赃俱获以后，警察让小琴指认是从哪里拿的钥匙，又是从哪个抽屉取的钱，随后又想在哪里销毁赃物，并逐一拍照取证。

那天下午小琴被警察上铐带走，小叶他们也跟去警局那边录了大半天口供，还当着小琴的面清点了那包钱的具体数目，整个过程小琴就一直用可怜的眼神看着她。

回到家，叶老师始终不能接受这个事实，她总觉得是女儿弄错了，小琴怎么可能是偷钱的罪犯。前两天叶老师觉得冷，原来是盖的被子薄了，但那个被子是小琴帮着一起缝制的新棉被，她舍不得换，小琴还答应过要一直照顾她的。

叶老师甚至说，小琴偷家里的钱肯定是有不得已的苦衷。是不是家里妈妈真的病危了，小琴缺钱用，才会一时糊涂，犯下这样的错误。叶老师还说自己对小琴那么好，她怎么那样傻啊，如果真是她妈妈病了需要钱，说一声不就行了吗。如果她开口，自己肯定会借钱给她的。小叶只能不断地提醒母亲，一切需要等警察那边审问了再说，小琴已经触犯了法律，只能等着接受法律对她的制裁。

小叶说，从那天开始，叶老师就好像变了个人，晚上常常三更半夜不睡觉，一个人在屋子里转悠，还整夜整夜地失眠，说是看到自己的被褥就会想起小琴；白天也变得无精打采的，不再爱出门，也不愿意和别人交流，时常把自己关在屋子里长吁短叹、自言自语，动不动就会有胸闷、胸痛，甚至憋气等异常感觉。小叶已经陪她去医院看过好几次了，心电图、心脏彩超、Holter[1]之类的检查也做过很多次，都看不出有什么器质性问题，于是心脏科医生建议她来神经内科看一下是否存在功能性疾病的可能。

小叶悄悄对我说，其实警察早就告诉她，小琴在外面交了个男朋友。那个男朋友成天游手好闲，还总是向小琴伸手要钱。得知小琴做保姆的这家老太太对她很好，平时也很信任

1　指动态心电图。

她，从来不注意她的行动时，那个男人便出主意让小琴留意叶老师家放钱的位置。

由于小叶夫妻经常下班晚，还总是出差，家里总是只留下小琴和叶老师两个人。每天下午叶老师把童童接回来后，总会在书房里忙着辅导孩子功课，其他房间就任由小琴打扫。这也给了她观察和作案的机会，而小琴声称她母亲病重，也是压根没有的事儿。

这些事实小叶至今还不敢向叶老师说明，生怕叶老师知道实情后更加受不住这样的打击。听完小叶的叙述，我对她说，叶老师的这种情况，属于典型的神经症性躯体化障碍，也就是我们平常所说的神经官能症，其实这个同样属于精神疾病的范畴。

神经症的范围很广，包括焦虑状态、抑郁状态、强迫症、恐惧症、神经衰弱以及各种类型的躯体形式障碍等，神经症性精神障碍的起病常常与社会心理因素有关。长期以来，很多研究表明有神经症性表现的患者多可能是遭受了各种生活事件，主要以人际关系、婚姻关系、经济、家庭、工作等方面的问题为较常见的诱因。

精神疾病的发生多归结于以下两方面因素：一方面是遭受精神事件多的个体容易罹患神经症性障碍；另一方面则是患者的个性特点对于生活事件更加易感，或者其个性特征易于损害人际交往过程，从而导致生活中产生更多的冲突与应激。

　　叶老师出现的上述症状包含了抑郁、焦虑以及躯体化障碍等在内的一系列特征，这种情形应当去我们的兄弟科室——精神科寻求心理帮助。

　　抑郁、焦虑等心境改变常常可能合并发生，同时也可能伴有睡眠障碍与各种形式的躯体不适感，有些患者甚至会出现严重的自主神经功能失调症状。最为明显的就是患者对于心脏症状的描述，如感觉胸痛、胸闷、心律不齐、心动过速等；或者是发生呼吸系统的症状，如呼吸困难、加重时往往会有窒息感；另外也可以出现神经系统的表现，如头痛、头晕、晕厥及感觉异常等。如果这些多种多样、经常变化的躯体症状逐渐成为主要诉述，并演变为慢性波动性过程，那就进一步符合躯体化障碍的诊断了。

　　在向小叶明确说明我的判断之后，我联系了精神科专业的同学敏。把叶老师的状况简单告诉她之后，敏认为叶老师出现的相关症状与小琴的事件有着直接的关系。大学教师这种高级知识分子群体，本身可能具备了敏感、脆弱、细腻、保守、古板、严肃等个性特征，而具备这类个性特征的人群对于生活中的应激事件更易于发生适应不良，从而出现各种神经症性障碍的表现。

　　随后叶老师前往心理咨询门诊，开始了认知行为与药物治疗联合干预。敏后来告诉我，她给叶老师采用了以心理治疗为主的疗法，即采取倾听的技巧，利用开放式询问的方式让叶老师主动倾诉内心深处的真实想法，而治疗者则投入并主动地认真加以倾听，同时采用共情回应；准确把握叶老师的内心感受后，对其遭遇表示强烈的认同感，消除其内心存在的某种自我认同的孤独感，另外通过观察叶老师的语言与非语言表达来了解她的情绪状况及内心感受的变化。

经过一段时间的心理行为学治疗，叶老师的精神与情绪明显好转起来，后期敏又为她开了些具有稳定心境作用的安神类药物与调节情绪的药物，获得了良好的疗效。

后来小叶找到我说，叶老师的症状明显稳定了许多，临走时她向我和敏表达了由衷的感谢。

我诚恳地对她说："心病还需心药来医。"

事实就是，选对科室真的很重要。

神经科医生的话

　　正如我在文前所说，很久以前神经科学与精神科学是密不可分的，两者是联系最为紧密的两类学科。

　　从定义上看，神经科学研究的是有关人类神经系统、大脑及一系列包括知觉、感觉、记忆、学习等生理基础与相关器质性疾病的病因、机制、病例、症状、诊断、治疗、预后等的研究；而精神障碍则是人脑功能紊乱的表现，指的是在各种生物、心理及环境因素的影响下，大脑的结构和功能发生紊乱，所导致的认知、情感、意志与行为等精神活动所发生的异常。精神活动往往通过神经系统与整个机体产生联系，以保持内部的统一性，也使机体能够适应外界环境。

　　严格来说，神经系统是产生精神活动的基础，两者也时常会使患者和医生产生混淆。比如部分抑郁心境的患者可能表现为头痛、头晕、失眠，以及全身瘫软无力等症状；而一些癔症的患者甚至可能出现例如倒地、抽搐等临床上类似于癫痫发作的表现。

　　如果是真正意义上癫痫发作导致的抽搐，应当属于神经病学的治疗范畴，而癔症所引起的假性发作则不然，它属于由精神类因素，如生活事件、内心冲突或自我暗示等作用于易患个体后所引起的精神障碍。这属于典型的"到底是'神经病'还是'精神病'"的鉴别问题。

　　在做出明确诊断之前，我们需要详细地追问病史，仔细地临床查体，再结合辅助检查结果，才能进行最终的判断。许多时候都会难以辨别到底是神经疾病还是精神疾病。这无论对患者还是对医生，都是一项非常严峻的考验。

　　总之，对于精神疾病而言，最好的治疗莫过于让患者重新建立起良好的心态与积极的信念，并且要让他们相信一句话——"世上本无事，庸人自扰之。"

神经科急诊室
那点事儿

很多人都会疑惑，为什么神经科也要开设专门的急诊？大多数普通人对于神经内科这个概念比较模糊，对于神经内科能治的病也并不十分明确。

不要以为只有突发心脏病、突发胃出血、突发阑尾炎、突发车祸骨折之类的才够资格看急诊，神经科的急症也是很多的。

什么是神经科急症

神经内科的急诊室主要接待什么样的患者呢？突发头痛的患者，可能是偏头痛发作，也有可能是脑出血；突然头晕、呕吐的患者，可能是犯了眩晕症，也可能发生了脑干梗死；突发半边身子麻木、动弹不得的患者，可能会发生急性脑血管意外；突然意识不清的患者，可能是感染性脑炎或者中毒性脑病；突然抽搐不止的患者，可能会发生癫痫持续状态；突发四肢无力的患者，可能是电解质紊乱发生低钾性周期性麻痹……

除了众所周知的脑血管疾病以外，我再举几个其他有关神经科急症的例子。

神经科急症之癫痫持续状态

癫痫为神经内科继脑血管疾病之后的第二大疾病，目前在中国癫痫患者的数量是近 1000 万，这是一个非常庞大的数字。

普通意义上的癫痫发作通常在 3~5 分钟之内可以自行缓解，如果患者出现一次癫痫发作，持续时间在 5 分钟以上，或者连续多次发作，期间意识都不能恢复清醒，便称为癫痫持续状态，属于神经内科常见急症之一。

癫痫持续状态是一种非常危重的状况，需要尽早做出诊断并采取治疗措施。试想，如果患者全身性强直抽搐一次接一次地发生，意识始终不清醒，不及时控制，可能会引起高热、感染、电解质紊乱、酸中毒、心肺肝肾等多脏器功能衰竭，严重者还会导致患者死亡。

引起癫痫持续状态的原因有很多：

1. 过度疲劳。比如很多学生患者在考试复习期间容易发生；有些白领在工作繁忙、通宵达旦地熬夜之后容易诱发，这可能与劳累激发精神情绪变化有关。

2. 怀孕分娩。部分原本控制较好的女性患者在怀孕分娩期间容易诱发癫痫持续状态，这可能与孕产期雌激素和孕激素水平变化、血浆容量扩大、药物浓度下降等因素有关。孕妇在孕产期发生癫痫持续状态是件非常危险的事，应当积极预防，并在孕期适当加大抗癫痫药物的用量。癫痫妇女的分娩方式也建议以剖宫产为主，以减少诱发癫痫的可能。

3. 不规范的抗癫痫药物治疗或是减药停药不当。有些患者不能坚持规律地服药，他们吃药一贯奉行"三天打鱼，两天晒网"的原则，没吃几天觉得病情已经控制住了，不咨询医生自己私底下就把药停掉。殊不知抗癫痫药物的服用为一个漫长且需要循序渐进的过程，突然停药会引起血药浓度大幅度波动，极易诱发癫痫持续状态，是癫痫治疗中的大忌。

发生癫痫持续状态的患者往往需要送到急诊室，静脉应用安定、甘露醇，肌内注射苯巴比妥（鲁米那）等药物来进行对症处理；同时要保持患者的呼吸道通畅，以免分泌物堵塞气道引起窒息，必要时还要进行气管切开。另外还要积极控制感染、预防性应用抗生素；注意防治并发症，维持水电解质平衡，给予营养支持，对于出现高热的患者要予以物理降温。

值得一提的是，**在癫痫持续状态治疗中，安定是把双刃剑，必须要用但也可能会带来风险。**对于持续状态的患者一般都需要静脉推注安定，这种药物起效快，能够迅速控制抽搐发作。但安定的半衰期[1] 比较短，在推注以后往往需要静脉滴注维持。

应用安定的过程中要注意，滴注速度不宜过快，否则容易引起呼吸抑制。我在急诊当班时就曾经遇到过癫痫持续状态的

──────────

1　指药物在生物体内浓度下降一半所需要的时间。

患者在静脉滴注大剂量安定过程中出现氧饱和度急剧下降，口唇青紫、窒息的现象。幸好发现及时并经过面罩吸氧与呼吸兴奋剂的应用，折腾了许久才抢救过来。

还有一例癫痫持续状态的年轻患者在被送到某三甲医院急诊室后，一支安定推下去，立即发生了猝死。这可能是药物诱发了急性呼吸抑制和心脏衰竭，也可能是患者自身肝脏功能不好，安定针剂加剧了暴发性肝损所致。事后家属不愿意做尸体解剖，故而具体死因尚不明确。据说因为这位患者发生猝死，家属和开具安定的当班医生纠缠了足足大半年，等这场风波终于平息后，那名医生离职去了国外，至今未归。

在持续性抽搐得到控制以后，医生需要注意逐渐减少静脉应用安定或者苯巴比妥的剂量，逐步调整口服抗癫痫药物剂量。如果患者意识状态仍然不十分清楚，可以通过鼻饲胃管逐渐增加口服药物的剂量。因为不论是安定还是苯巴比妥都有中枢镇静作用，不注意撤停这类药物可能会导致患者意识无法恢复，甚至一直处于昏迷状态。

总而言之，癫痫持续状态属于危重急症，一旦发生应当及时送去急诊救治。**有癫痫病史的患者应当尽可能做到规律生活、规范服药，注意避免持续状态的发生。特别是孕产妇，如若发生癫痫持续状态常会造成宫内缺氧，对胎儿发育极为不利，甚至有可能引起流产与死胎的发生。**

癫痫疾病属于神经系统慢性病，患者及家属都需要有良好的心态，积极乐观地面对疾病。药物治疗只是一部分，良好的心态与健康有序的生活才是巩固胜利果实的根本，希望通过这本书大家都能正确认识并看待癫痫。

在神经疾病中，癫痫属于治疗效果比较理想的一类，所有患者只有2.6%~6%会发生癫痫持续状态，且多因存在特殊诱因，大部分患者都能如常人一般读书、工作。在我的患者当中不乏佼佼者，有交大、复旦等名校的学生，有IT、建筑行业的白领，大部分癫痫患者都能如常人一般结婚、生育，并且孩子健康、婚姻幸福。正视疾病并且怀有战胜疾病的信心，每一个明天都将是美好的。

神经科急症之眩晕

相信大多数人都体会过眩晕的感觉。在着凉、疲劳、熬夜后的翌日许多人都会出现天旋地转、自觉摇晃的感觉。眩晕也属于神经内科常见急症之一，其中滋味我自己就深刻地体会过一次。

当时我即将博士毕业，由于通宵达旦地赶论文，精神压力急剧增高，晚上又缺乏充足的睡眠。熬了许多天后的一个清晨，在我起床之后，一阵昏眩的感觉来袭。平时积累的专业知识让我迅速意识到自己是眩晕症犯了。

以前总是在急诊室看到患者面色苍白，一边犯恶心，一边呕吐的样子。当时总觉得没什么大不了的，现在自己亲身体验后才深刻体会到了患者的痛苦。眩晕的感觉袭来时，站也不是，睡也不是。起身时无法保持平衡，摇摇欲坠、头晕目眩；躺下闭上眼后仍然觉得周遭的一切都在那里转动。尤其不敢动头，稍微变化一下头部位置，那种旋转感就明显加剧，转得让你感觉胃里翻江倒海似的难受。然后爬起来一阵狂吐、干呕，直到把胃里的残存物质完全吐干净为止。

如此反复折腾了 2 个小时，我下定决心打电话给小易，让她带一瓶丹参和一盒敏使朗（倍他司汀）火速赶来救我于水火之中。不知道是丹参的扩容效果神奇还是敏使朗的止晕效果显著，反正用完药后，那些令我痛不欲生的感觉就消失了。

从那以后，只要是在急诊室里看到眩晕症发作的患者我都会抱以十二万分的同情，凭借自己的用药体验，迅速为他们开具丹参和敏使朗，因为我知道那种晕足以让人虚脱。

眩晕其实是一种自身或外界物体的运动性幻觉，会导致机体出现自觉的平衡障碍，患者会主观产生自身与外物发生旋转摆动、倾斜、升降或者头重脚轻等不稳的感觉。眩晕、呕吐症状的发生大多与前庭神经损害与迷走神经兴奋有关。

很多家属看到眩晕症患者不敢睁眼、动辄狂吐、冷汗淋漓、痛不欲生的样子会觉得很害怕。但在神经科医生看来，越是眩晕、恶心、呕吐症状严重的患者越没什么大碍。因为**不论是晕还是吐，症状越严重说明他的病变部位是在外周前庭器官**。发作时患者自己确实会觉得比死了还难受，但他们大多在补点儿液体，比如丹参，或吃点儿药，比如敏使朗，再回去休息后，症状会得到缓解。

需要警惕的反而是那些恶心、呕吐、出汗、苍白症状不太明显，而且还有点儿眼球震颤的患者，因为出现这些症状的患者要考虑是不是脑干、小脑等中枢神经出现了问题。所以对于晕得不那么明显的病患，有经验的神经科医生反而会建议他们多做些检查，有条件的话最好留院进一步观察病情进展。

如果在突发眩晕的基础上伴有耳鸣、耳聋，还要当心梅尼埃病。这种疾病多由内耳膜迷路积水、水肿，内淋巴液分泌过多或吸收功能障碍所致，属于五官科的常见疾病，需要正确地做出鉴别诊断。

眩晕症发作起来很严重，更严重的在于一旦发生过还极其容易复发。我见过许多患者在犯过一次之后，稍有不慎便会再次发作。比如稍有劳累会发作，天气变冷会发作，感冒发热也会发作。

眩晕不是什么大病，可晕起来真的很要命。作为神经科医生，我要告诫大家，有过眩晕症状的患者都应该格外小心，注意规律生活，时刻警惕眩晕症状再度来袭！

神经科急症之周期性瘫痪

提起周期性瘫痪，许多人可能会觉得陌生，这是一类与钾离子代谢异常有关的疾病，是神经科医生在急诊值夜班时经常会遇到的急症之一。

这种急症常常发生于20~40岁的男性患者，大多在受冷、酗酒、疲劳之后发生，所以发病一般都是在寒冷冬天的夜里。每当我们在寒冬腊月里裹着厚重的棉大衣在寒风中瑟瑟发抖的时候，救护车便会将这样的患者送来医院。诉述通常是应酬喝酒，出去吹了凉风突然就觉得手脚没有力气，不能活动了，属于发病很突然、起病很迅速的四肢瘫痪。

如果是第一次发病，患者自己与陪同者往往都会慌了手脚，不知道该怎么办。而作为神经科医生，听到这样的病史，第一时间就会让患者去化验一下血钾水平，外加做一个心电图。如结果提示血清钾浓度降低，心电图表现为P-R、Q-T间期延长，U波出现等典型的低钾性改变，那么周期性瘫痪的诊断便确凿无疑了。由于这些患者大多存在低钾血症，故周期性瘫痪也可以称为低钾性瘫痪。

诊断明确以后应该怎么办？既然是低钾引起的麻痹，那么解决办法自然就是补钾了。口服氯化钾有效就口服；若口服钾盐血钾升高不明显，就要采用静脉补钾的方法。一边补钾，一边注意监测血钾水平，千万不要补多了。因为通常情况下，高钾比低钾处理起来更加棘手。

　　一旦低血钾得以纠正，患者的瘫痪无力症状常常会在几小时或者几天内得到缓解。部分患者在发作一次后会不定期地继续发作，具有周期性发作的特点，这也是"周期性瘫痪"诊断名词的由来。许多经常发作的患者出现再次发作后会十分有经验，并镇定自若地对身边陪伴的人说："不要慌，把我送去医院挂一瓶盐水就没事了！"

　　虽然经过补钾之后，多数患者都恢复了正常的肌力，但是作为神经科医生，我们还是建议患者在症状改善之后，进一步去检查一下是否存在醛固酮增多症或是甲状腺功能亢进等可能引起周期性瘫痪发作的因素。

　　在我看来，周期性瘫痪虽然发病突然，急性期肌无力症状严重，但在神经科的诸多疾病中仍然属于辨识度较高，且有药可医，预后也相对较好的一类。

　　无论哪种疾病，防病都重于治病。但凡出现过发作的患者，应当在平时注意保暖，避免疲劳，拒绝暴饮暴食的应酬方式。

　　时刻谨记"防患于未然"，才是有效杜绝周期性瘫痪再次出现的良方。

神经科急症之重症肌无力危象

重症肌无力属于自身免疫性疾病的一种，它的发生与神经肌肉接头处乙酰胆碱抗体介导乙酰胆碱递质含量减少，从而导致神经肌肉接头处的兴奋传递障碍有关。

重症肌无力这种疾病应该挺有名，在王朔的小说《过把瘾就死》的结尾处，方言就是因为这种疾病去世的。

重症肌无力分为许多亚型：有仅仅表现为眼皮掉下来、一个物体看成两个、眼球活动固定的"单纯眼肌型"；也有表现为吞咽费力、咀嚼困难、言语低沉、出现鼻音的"延髓肌型"；还有迅速发展为全身无力的"全身型"等。

重症肌无力，顾名思义，主要是指发生在骨骼肌肉的无力症状，且这种无力的特点为具有波动性，没有力气的表现在活动后会加重，休息后会缓解。比如两臂持续平举会诱发上肢肌肉无力；爬完几层楼梯、连续下蹲运动会诱发下肢肌肉无力；两眼持续注视上方或凝视一侧会诱发眼部肌肉无力等。很多患者晚上睡一觉后，第二天清晨起来所有的症状都会明显减轻，但经过一段时间的活动，到了下午又会显著加重，这就是重症肌无力特有的"晨轻暮重"现象。

不论哪一型重症肌无力，病因都与乙酰胆碱这种神经递质的含量减少有关。对于该类病的治疗，主要是应用抑制胆碱酯酶活性、减慢乙酰胆碱降解、使乙酰胆碱与受体结合时间延长的抗胆碱酯酶药物，例如新斯的明和溴吡斯的明这两种。

上述肌无力现象由于病情的发展、抗胆碱酯酶药物不足或是药物应用过量，或在患者感染发热、接受手术等情况下容易发生呼吸肌无力，导致患者出现呼吸困难、不能维持正常换气功能的危急状态，在临床上称为"重症肌无力危象"。从"危象"两个字我们就可以看出，它属于神经科急症，若不能及时处理，常常可能造成患者死亡。

危象发生后也不用惊慌，首要的救治措施为保持呼吸道通畅。家属如发现重症肌无力患者症状明显加重，并有呼吸衰竭的迹象，应当尽早把患者送往医院急诊室监测患者的血氧饱和度。若饱和度不能维持，应当及时进行气管切开和呼吸机人工辅助呼吸。

急诊医生会初步判断危象大概由什么原因诱发，如果是因感染发热引起，需要应用足量并且适当的抗菌药物来积极控制呼吸道症状。重症肌无力患者在日常选择抗生素时要注意避免使用链霉素、新霉素、庆大霉素、卡那霉素等氨基糖苷类药物。前面提到过重症肌无力的发病机制是乙酰胆碱含量减少，而氨基糖苷类药物可以破坏乙酰胆碱与受体的结合。这样一来无疑会雪上加霜，进一步加重肌无力症状。

如果不能明确判定究竟是抗胆碱酯酶药量不足，还是药物过量引起危象发生，多数患者应暂停使用抗胆碱酯酶药物。丙种球蛋白与激素对于控制自身免疫性疾病大多具有较好的疗效。

治疗神经系统自身免疫性疾病也是一个长期作战的过程。进攻很重要，防守更需坚固，还是那句话"防病重于治病"。对于神经科的诸多急症，我们都应当做到早期预防、早期识别、早期治疗，做好这"三早"，才能大大降低急症死亡的风险。

很多人都会疑惑，为什么神经科也要开设专门的急诊？大多数普通人对于神经内科这个概念比较模糊，对于神经内科能治的病也并不十分明确。许多基层医院的神经内科急诊都被归入大内科范畴。

复旦大学附属华山医院很早就单独开设了神经内科专科急诊，那是因为我们的神经内科无比强大。看着每天急诊走廊里挤满了熙熙攘攘、来自祖国各地、让你犹如置身春运火车站般拥挤的人群，就可以大致感受到我们医院的神经内科有多热闹。

所以不要以为只有突发心脏病、突发胃出血、突发阑尾炎、突发车祸骨折之类的才够资格看急诊，神经科的急症也是很多的。

要知道，神经科医生在急诊也是相当忙碌的。

"西北风一刮，脑血管开花"

〰〰

　　转眼间师妹小宇也即将开始她的急诊生涯。

　　我搂着小宇的肩膀照例调侃着："马上就要开始独当一面啦！"

　　"姐，快别取笑我了，到时你可要多帮帮我啊！"小宇托着脑袋，满面愁容。

　　"没问题，包在姐姐身上。"那时正兴高采烈地挂着呼机做"老总"的我拍拍胸脯向她保证。

　　那年 12 月的时候，上海已经有了浓浓的寒意，急诊室也就变得异常忙碌。我们医院有句俗语叫"西北风一刮，脑血管开花"，意思是说只要天气一转凉，脑血管容易痉挛收缩，各种脑梗死、脑出血等神经内科急症的患者就多了起来。那段时间小宇待在急诊狂接救护车，而且来的基本都是大面积病变且昏迷的重症患者，把她累得够呛。

据说小宇的最高纪录是某天的某个时间点，3辆救护车同时在急诊室门口停下，3副担架抬下来3位脑出血患者。

"我们打算帮小宇配两只风火轮踩在脚下，好让她跑得快一点儿！"急诊护士长打趣道。

还有一天，据说小宇从早晨接班就开始忙个不停，一直到下午2点才有空吃盒饭。刚扒拉几口已经变凉的午餐就又听见喇叭里喊神经内科医生进抢救室，原来是补液室里一位脑梗死的老先生突然发生了窒息。

老先生是上午10点多来的，早晨起床后发现血压有点儿升高了，又觉得自己右半边肢体麻木、活动也不太利索，就给儿子打了电话。因为之前已经有过多次不舒服的经历，儿子立即喊了一辆救护车直接把他送来医院急诊室挂盐水。

做完CT后发现在左侧基底节区有一块面积不大的梗死灶，小宇就给老先生开了点儿活血化瘀的药物。中午挂完两瓶补液，老先生感觉右边身体好了些，就对老伴儿说肚子饿，想吃东西，老伴儿跑去对面饮食店给他买来一碗馄饨。

可能是因为年纪大了，又受到了疾病的影响，吞咽能力比较差；也可能是老伴儿喂得太急，反正一口馄饨下去老先生突然就噎着了。一阵剧烈咳嗽后老人当即面色青紫、人事不省，等送入抢救室小宇再看时，两侧瞳孔已经开始散大，氧分压一路下降，之后出现了心搏骤停。

这种症状属于典型的缺氧后脑病，就算心肺复苏有效，患者也极有可能变成依靠呼吸机和升压药苟延残喘的植物状态。老先生的儿子不能接受父亲好端端地突然说没就没了的事实，一个劲儿地责怪妻子，老先生的老伴儿也痛哭流涕，反复说如果不吃那碗馄饨就不会有事了。

在这里，我要提醒大家的是，我们在临床工作中发现，大部分脑血管意外的患者往往不是被饿死的，而是被活活"撑"死的。

此话怎讲？**由于很多发生脑血管意外的老年患者吞咽功能存在不同程度的障碍，因此在家属喂食蛋糕、面食的时候很容易导致吞咽困难，造成堵塞或呛咳，严重者就会引起窒息发生。**所以我们总是建议发生脑血管意外的患者在急性期留置胃管，有了鼻饲胃管之后就可以放心大胆地给予足够的能量与营养，还不用担心误吸窒息的发生。

如果患者意识清醒，明确抵抗鼻饲胃管流质，需要喂食的话，作为家属一定要注意做到少量多餐。喂食时还需要摇高床头，采取准确的坐姿进餐，也不要贪心，一下喂得太多，只有这样才能最大限度地减少因为进食方法不当而导致的噎食、窒息等悲剧的发生。

经过急诊一役，我们开始戏谑地称呼小宇为一朵"玫瑰"，因为玫瑰与"霉鬼"两个字谐音，这也是我们对于值班运气差的医生开玩笑的一种说法。

某个周五的夜晚我跑完一圈会诊回来，已经是晚上 8 点多，想起那天是小宇当班，我便转身去急诊室看望她。刚踏进急诊大门，就看见一名横眉竖眼的男子正在和负责挂号的护士燕子争执着什么。

"这个男的说是要看性病，非让护士小姐给他挂个急诊皮肤科的号。"旁边的保安对我说，"皮肤科医生已经给他解释过了，性病不属于急诊范畴。晚上急诊也没有备药，让他明天去门诊看。"

只见那名男子态度越来越蛮横，大声对燕子嚷嚷："你今天晚上敢不给我挂号，小心我弄死你。"说完顺手把病历劈头盖脸朝燕子脸上扔去。

燕子扭过头躲开，捡起掉落在地上的病历还给他，一字一句地说："你不用威胁我，你要是觉得用暴力可以解决问题，那就尽管来吧！"

保安见状上去拦在燕子身前，拿起桌上的电话准备拨打 110。

男人一边骂骂咧咧地继续喊着："我就是在威胁你，怎么样，有本事尽管报警啊。你们都给我在这里等着！"一边退了出去。

一场风波终于平息了下来。

我抱抱燕子，连声夸奖她："你临危不惧的样子真有那么点儿像刘胡兰。"她做了个手势要扑过来打我。

来到神经科诊室门前，小宇正被一堆患者及家属团团围着，小小的诊室里已经没有下脚的地方了。旁边皮肤科诊室坐着的是我以前的学姐，她齐全地佩戴了口罩、帽子、手套，正在给一位荨麻疹患者开补液医嘱。我知道学姐那时已经怀孕 3 个月，却仍然要继续上急诊夜班，因为他们科值班人手不够。

皮肤科医生经常要和各式各样诸如水痘、疱疹等病源打交道，具有一定的感染风险。

"你怎么不休息休息啊，姐你这样上班对宝宝多危险啊，干脆请个病假算了。"我说。

"没办法，科里暂时排不出人，我只好过来顶一下，"学姐拉下口罩喘了口气，微微一笑说，"反正也没有什么太大的反应，干我们科的也早就对那些病毒产生抗体啦。你放心吧，我没事。"

刚说完她又被叫去看一位正在补液室输液的患者，据说是挂上盐水后觉得有点儿不舒服。

"我帮你量血压去。"反正我的呼机没响，就想着去帮一下学姐。

晚间的补液室里照旧熙熙攘攘，一派繁忙的景象，补液室的护士们个个忙着冲盐水、打吊针。一名 40 岁左右的国字脸男子风风火火地插到队伍前面高声叫着："我老婆胸闷得快不行了，你们倒是动作快点儿啊！"责任护士小美让他先去补液的位子上等，她冲完补液后马上就过去。

我看了眼病历，患者是内科医生接的诊，做完心电图胸片后结果都正常。内科医生怀疑她是自主神经功能紊乱引发的胸闷心悸，就转给了我们神经科。小宇问过情况后发觉她之前在情绪激动时也常会有类似发作，确实可以考虑功能性病变的可能，就给她开了点儿维生素之类的补液，进行暗示性治疗。

我跟着学姐找到那位之前挂了盐水觉得不舒服的老先生，帮他量了血压。正在向老先生的儿子解释病情，突然听到旁边一阵喧哗。循声望去，只见护士小美错愕地站着，用手捂住左脸颊痛苦地抽泣："你怎么能打人呢？"围观的人们纷纷指责那个打人的家属。我过去一看，正是那名之前叫嚣着想要插队的国字脸男子。

原来由于医院护理部有严格的输液前核对制度，小美刚才带着配好的补液来到患者的座位旁后，为了避免弄错输液对象，循规蹈矩地开始询问患者的姓名。

"请问你叫什么名字？"

女患者紧闭双眼不予回答，陪在一边的国字脸男子也沉默不语。

小美只好又说了一遍："请告诉我你的名字！"

国字脸男子不满地嚷道："叫什么名字，病历本上不是写得明明白白的吗？哪儿来的这么多废话！"

小美耐心地解释说："对不起，我们在输液以前有'三查七对'的规定。你不告诉我患者名字的话，我是不能为她输液的。"

　　国字脸男子噌地一下起身，抬手就给了小美一巴掌："刚才配个补液就磨磨唧唧的，老子早就想揍你了，你们还真以为老子不敢动手吗……"

　　燕子打 110 报了警，警察过来的时候，国字脸男子并不承认自己打人。

　　"我压根就没有碰到她。"他狡辩。

　　好在旁边有其他家属作证，补液室里的天花板上还装有摄像头，国字脸男子最终承认了自己打人的事实。

　　"有什么事情不能好好说吗？医生护士们这么辛苦地在这儿为你们服务，你这大晚上的到底是来看病还是来找碴儿的啊！"警察大声地呵斥他。

　　面对警察的训斥，国字脸男子灰溜溜地低下了头。

　　我的呼机响了，一看上面显示的号码，是小宇呼我。我赶紧跑回神经科诊室，小宇不在那儿，几个患者正围在房间里，见我过去就七嘴八舌地问"神经科医生哪儿去了""这么大个医院怎么连个能看病的人都找不到啊"……我让他们等一下。燕子过来说，小宇在抢救室，一个大面积脑梗死的老太太刚才出现了紧急情况。

　　老太太是几天前因为突然出现昏迷被救护车送来我们医院的，查体发现左侧偏瘫，肌肉力量完全丧失，拍了 CT 显示右侧大脑大面积梗死。由于之前有房颤的病史，当时给她诊断的是心源性脑栓塞，当班医生立即给予低分子肝素抗凝，并辅以相应的活血化瘀药及其他一系列对症治疗。

可惜老太太的情况一直不好，心律不齐，血压也不稳定，并且逐渐出现了高热、呼吸衰竭，以及肝肾功能损害等并发症。我赶过去的时候看到，监护仪上显示的血压突然一路往下掉，加大升压药的入量仍然维持不住，氧分压也直线下降。小宇瞧着老太太的情况怕有危险，就打了电话通知她的子女过来。

前几日老太太的情况还算稳定的时候没见一个家人来看望她，一个电话过去说她情况不好，呼啦一下涌来八九个气势汹汹的人。燕子说，每个人都是哭天抢地的。当时突然血压测不出、心跳停止，小宇在里面做胸外按压做了将近半个小时，可是那些家属还是不依不饶，说家里还有人没有到齐，不能宣布死亡，非要让医生再多按一会儿。

我去抢救室时路过门外走廊，听见一个大概是老太太儿子的家属正理直气壮地在那里嚷嚷："谁知道他们天天关着抢救室的门在里面搞什么花样，叫他们医生按，一直按到我们满意为止！"

另一个家属附和道："就是，要是真不行了，咱们直接找他们领导说话去！"

我走进抢救室对一头汗水的小宇说："外面还有好些患者等着呢，你快去，这里交给我。"

说完我就跑过去继续做胸外按压。大约又按了 20 分钟，推了几套"心三联""呼二联"后我再松手，监护仪上显示的心率仍然是一条直线，氧饱和度仍然为零。

我对里面的护士说："呼叫心电图医生过来吧，准备宣布患者死亡。"

我向老太太的那群儿女们说明老太太已经去世了的时候，他们一个劲儿吵嚷着说抢救不能停。

我明确地告诉他们："抢救将近1个小时，再继续下去也是于事无补，医生已经尽力了。作为今天的住院总，我有资格，也有充分的理由可以宣布患者死亡。"

说完我转身进抢救室里继续处理老太太的一些后续事宜，没有再看那群家属一眼。

第二天，我被请到医务处报到，过去的时候房间里围满了人。有昨天晚上打了小美的那对夫妻，还有那位已故老太太的家属，吵吵闹闹地把医务科小小的办公室挤得水泄不通。

"昨天晚上你们这一个个的还真是热闹啊！"医务处干事张老师冲我悄悄说。

没办法，一晚上同时发生几件事，全让咱摊上了，那就只好自认倒霉呗，我耸耸肩假装轻松。

老太太的家属说要去上访，告我们抢救患者不力。

"你们医院神经科不是很有本事的吗？现在人死在这儿，我就这么一个妈，我们总归是要讨个说法的。"老太太的儿子如是说。

他的话让我想起张艺谋那部《秋菊打官司》的电影。

我对张老师说:"我很负责任地认为我们医生的处理没有错,任何事情都应当是有原则的。他们想怎么着就怎么着吧,我奉陪!"

老太太的家属出了医院大门就直接跑去卫生监督所投诉,理由是认为当班医生不作为,并且高度怀疑我们在整个过程中存在着严重的诊疗失误,还硬给我们扣上了几顶"草菅人命""见死不救"之类的帽子。监督所当即打来电话要求医务处封存相关的急诊病史。小宇很郁闷。我让她别担心,既然我们自始至终都是按照流程办的事,就应当放松心情,坦然接受有关部门的监督和检查。

几天后的一个下午,监督所如期莅临医务处了解情况,我和小宇照例被请去医务处问话。几个穿着制服的检查人员就老太太的病情与死亡当天的前后经过做了询问,我向他们详细陈述了事发当天的全部过程。几个检查员边听边仔细翻看病程记录与化验单,在我陈述完毕后,又针对病程与检查的相关内容提出了几个问题。我大致叙述了老太太病情的性质以及对于重危患者抢救的有关规定,一个女检查员边听我的回答边快速地在本子上做着记录。

从医务处出来,小宇对我说,刚才待在里边,感觉就像是公检法在审讯犯人似的。我让她抬头看看天,是不是有种"重获自由后的天空特别蓝"的感觉,小宇果真抬起头、闭上眼、伸开双臂开始投入地做深呼吸。

"快点儿吃饭去吧，傻丫头！"我敲了敲她的脑门。

后来黄老师教育我们，神经科的急症多半都十分凶险。脑血管意外是神经科急症中最为常见的"保留曲目"之一，而脑栓塞又是各类脑血管意外当中发病最快、最为突然的一种。**许多有心脏病变基础的老年人，伴发心律失常时，极易诱导脑栓塞的发生，患者常常会在没有任何前驱症状的情况下于分秒之间起病。**

如果发生大面积脑栓塞，多伴有严重的脑水肿，甚至形成脑疝而造成患者死亡。病程后期患者也可能合并肺部感染及肝肾功能损害等并发症，一样会危及生命。所以作为医生应当注意在发病早期就预见这类疾病的危险性，并尽早向家属作出说明，否则很容易引起医疗纠纷。

中国是一个拥有 13.4 亿人口的泱泱大国，面对如此庞大的患者群体，我们的医疗资源仍然匮乏，总体配置仍然跟不上。普通门、急诊留给大众的印象大多是脏乱差，尤其是急诊室。每天来这里的患者又多，病情又重，且患者的情况瞬息万变。在急诊室当班的医生都有体会，在这里的每一秒钟大家都会紧紧地绷着一根弦。因为谁都不知道前一秒看似风平浪静的急诊室，下一秒会发生什么。就像之前那位发现脑梗死来补液的老先生，谁都不知道几个馄饨就可以要了他的命。

都说目前的医院缺医生，更缺护士。如果把医院比作一个争分夺秒，随时在打抢救保卫战的现场，那么急诊室就是战斗的最前线。这里的情况紧急复杂，但是这里的人手更加稀缺。一位医生被一二十位患者团团围住，一位护士手忙脚乱，不停配液补液的景象基本属于常态。

除了应对接连不断到场的患者，已经进入抢救室留观床上的病号还会频频发生状况。一般来说在急诊室当值的医生与护士走路都是用跑的，因为在这里每一位患者发生的状况都很紧急，而每一位家属都不愿意等。各种各样的突发状况会让你瞬间应接不暇。

大众普遍会认为，人都已经送到你们医院了，怎么还能救不回来呢，你们不是自称白衣天使吗？而我想说白衣天使不是神，我们也是普通人，也会疲累，面对有些疾病也会显得束手无策。但是在急诊室这个每天都上演着悲欢离合的地方，不允许我们觉得累，或扛不住。

即便再难得到家属的理解，甚至一不小心还可能成为他们发泄情绪的对象，只要患者需要我们，我们就得继续顶着，继续忍着。其实我想说，作为医务人员我们也需要体会尊严，感受尊重。在面临如此强大的劳动负荷之下，耳光与谩骂对于我们来说是不是太过残忍了一点儿？其实哪怕只是一句来自患者或家属的简单肯定与感谢，都会让时刻身心疲惫的我们如沐春风。

又过了一阵子，监督所的批复意见下来了，判定我们的处理得当，并不构成医疗事故。而那对打了护士小美的夫妻在派出所出面调解下，也同意向小美道歉并且支付给她一定数额的赔偿金，小宇开心地连声说这简直是大快人心的好消息。

黄老师后来表示，他十分赞同我们那天晚上的做法。当遇到重危患者的时候，身为医生理应尽力抢救，若最后确实回天乏术则有必要严格按照临床指征来明确地判断患者的死亡。在当前的整个大环境下，如果我们为求自保，一味屈从于患者家属的纠缠或是威胁而放弃了作为医生的原则的话，结果只能是"当断不断，反受其乱"。我和小宇听得频频点头，低落了一段时间的工作情绪重新又变得高昂了起来。

"真正的强者，善于从顺境中找到阴影，从逆境中找到光亮，时时校准自己前进的目标。"不知道为什么，我想起了易卜生的这句话。

神经科医生的话

　　我一直为自己选择了神经内科这个内科中的"小"专科而沾沾自喜，可自从第一次踏上急诊岗，开始独立当班后，这种想法便被一扫而空了，我人生的第一次急诊夜班就给了我个下马威。

　　记得那次值班是以凌晨时分连续接收 5 辆救护车，两位重症患者不治身亡结束的。直到早晨 7 点半交班的时候，我还在那里手忙脚乱地做胸外按压，试图抢救一个大面积脑出血引发脑疝的重危病患。

　　那天晚上的急诊，除了由 4 辆救护车送来的大面积脑梗死与脑出血患者外，我还接触到了其他神经科急诊应该接触到的病患。

　　我一接班，便有一位父亲带儿子过来看病。那孩子 10 岁，不知道什么原因，从傍晚时分开始出现头部及肢体不由自主的扭动。父亲很焦急，说孩子没有办法控制自己，他和孩子妈妈束手无策。

　　我简单问了一下病史，觉得这个孩子起病很突然，不像是单纯意义上的舞蹈症，于是就继续问他是否给孩子吃过什么特殊的东西或药物。孩子爸爸想了想说，中午吃完饭后孩子就开始觉得胃不舒服，他妈妈就找了片胃复安给他吃。刚吃下去的时候好一点儿，过了几个小时孩子又喊难受，于是他妈妈就继续给他吃胃复安，就这样前后断断续续地一共吃了五六片药，到晚上孩子就开始出现扭动的现象。

听完孩子爸爸的描述，我断定这个孩子是由于服用胃复安而引起的急性肌张力障碍，随后给他开了安坦等口服药物，并给他打了一支东莨菪碱，之后孩子的扭动症状消失了。我很开心，觉得自己能够如此成功地帮到这对父子，属于首战告捷。他们临走前我还一再嘱咐孩子爸爸以后给儿子用药一定要小心，多看看说明书。孩子爸爸高兴得拼命向我道谢，说是遇到了一位好医生。

我还没有从成功的喜悦中回过神，急诊室门口的救护车上就抬下来一副担架，上面躺着一个从外地转运过来的女孩儿。她是在校大学生，两天前在学校的时候突然出现双下肢无力、大小便无法排出的症状。我跑过去一看，是个面容白皙、清秀瘦弱的姑娘，安安静静地躺在那里。

我给她做了初步体检，发现她已经在当地医院插上了导尿管，双下肢力气为零，几乎完全无法活动，肌肉张力松弛，软软地瘫在那里。我用大头针戳戳她的腿问她疼吗，她摇摇头。我又试了试，发现她腹部平脐以下的所有感觉都丧失了。

我问她妈妈，女儿突然发病以前有没有什么诱因。她妈妈说前几天孩子准备考试，复习功课太累导致感冒发热，高热还很严重，然后下肢突然就没有力气了。说着女孩儿的父母拿出她在当地医院拍的磁共振片子给我看，胸段脊髓那里有一段异常信号灶，横贯整个脊髓。

我心下突然一惊，这姑娘得的应该是脊髓炎无疑。我嘱咐护士腾出一张留观床让她躺下，随即开了甲基泼尼松龙、B族维生素与头孢类抗生素等补液给她挂上。

女孩儿躺在那里睁大眼睛问："姐姐，我的病是不是很重？"

我宽慰她："只要好好用药，应该可以慢慢好起来。"

她想了想又问："姐姐，我很勇敢的，你告诉我实话，以后我的腿是不是都不能动了？"

我拍了拍她的脸颊，让她闭上眼睛休息，不要去想那些不该多想的事儿。

由于病房没有床位，这个姑娘后来在急诊室住了很久。幸而她对于激素治疗的反应还不错，腿脚逐渐能够活动了，后来还能抬离床面，再后来都能下地扶着床沿慢慢挪步了。

随着病情的好转，我再见到她时，她脸上的笑容也多了起来。我总是鼓励她要坚强，因为她还年轻，人生充满了无限可能。每次听我说话，她总是边仔细聆听，边灿烂地笑着点头，那样的笑容，我想我会一辈子记着。

那天凌晨来的5辆救护车中还有一位孕妇，孕龄4周，之前有癫痫疾患。在知道自己怀孕后，怕抗癫痫药物影响到胎儿，她便自行停药，结果那天晚上出现全身强直抽搐持续状态。她老公并不知道她以前有癫痫，看到她抽得厉害，吓得不轻，赶紧打 120 把她送来急诊室。

在我们给孕妇做紧急处置的时候，她丈夫全程在走廊里默默地吸烟，对于自己妻子的状况显得毫不关心。后来我们叫了孕妇的母亲过来，那个男人见到丈母娘的第一句话竟然是质问她为什么不早点儿告诉他，她女儿有癫痫。随后扬言要考虑跟她女儿离婚，因为他觉得癫痫病是顽疾，属于根本没有办法治好的病。

我们看着抢救床上发作已经得到控制但仍然显得十分虚弱的孕妇，感慨道：在妻子怀着自己的孩子，生命垂危，最需要被人关爱的时候，她的丈夫想到的却只是将来如何甩掉她这个包袱。这是何其残酷，又何其没有担当的一件事！患难时刻方能见真情，这样的男人的品性也可想而知。

人生就像一场戏，急诊室恰巧是个大舞台。每天在这里上演的一幕幕悲欢离合，足以媲美电视剧。

到此，究竟什么样的病症属于神经内科急症，相信大家已经有了初步了解。神经内科急诊收治的病种归纳起来主要有：急性脑血管意外，癫痫持续状态，眩晕综合征，低钾性周期性麻痹，重症肌无力危象，急性肌张力障碍，急性脑炎，脊髓炎等发病突然、症状表现严重、随时可能危及患者生命的一系列重症疾患。

大家了解了这些基本常识后，万一日后有家人发生类似的情况，便可以有针对性地找准科室、找对医生，不会手足无措地走冤枉路，就能让患者在第一时间获得积极、有效的救治。

Chapter-09

医生之殇

近年来，有关医护人员"过劳死"现象的报道屡见不鲜。

2014 年 11 月 9 日，苏州大学附属第二医院妇产科的史医生去世了。前一日他觉得头痛，却仍然坚持着手术到凌晨，第二天早晨被人发现猝死在宿舍的卫生间里，年仅 38 岁。

……

照顾好自己
才能救治更多病人

大家都知道复旦大学附属华山医院的神经外科很牛，至于到底有多牛，听我说完，您就知道了。

复旦大学附属华山医院的学科介绍上对于神经外科的简介是：国家重点学科、博士后科研流动站、WHO（World Health Organization，即世界卫生组织，是联合国下属的一个专门机构）神经科学研究与培训中心、"211 工程"重点学科、卫生部临床重点学科、国家临床重点专科、国家级继续医学教育基地、复旦大学"重中之重"建设学科，等等。这一系列的"牛"都是所有神经外科医生用他们的辛勤劳动与汗水换来的。

其实不仅仅是神经外科，其他如普外、手外、骨科等手术科室也一样辛苦。我曾经在某天的微博里写道：

下午5点半，刚刚从3号楼走廊上穿过，见到一众神外、普外、骨科的医生同胞身穿手术服，匆匆赶往手术室。我问其中一个熟识的兄弟："是打算去接台吗？"他笑着冲我挥挥手："对啊，咱这工作才刚刚开始呢！"那个瞬间，我忽然觉得手术服是这世间最帅、最酷、最有范儿的服饰了！没有之一。

我曾经听手术室的护士说起过神经外科"灰暗"的"开刀日"，神外医生的手术可以从清晨开始一直连着排到深夜。上午几台手术结束以后，神外的医生们轮换着，匆忙扒拉两口配膳室送过来的简单午餐，立即开始接下来的手术。中间如果有空闲，就直接披件隔离衣在边上休息室的椅子上打个盹儿。如果没地方睡，索性就直接躺在过道地板上打地铺，这么将就着歇息几分钟，之后起来接着工作。

所以很多外科医生会打趣自己的工种是"蓝领"，属于真正的体力活，其体力消耗基本等同于铁人三项[1]。

每次我找三师弟帮忙，总要提前很久和他预约，否则他的手机永远调整在"手术时间，无人接听"的状态。这样的工作性质，往往对外科医生的身体提出了非常高的要求。更为难得

---

1 由天然水域游泳、公路自行车、公路长跑三项按顺序组成，运动员需要一鼓作气，赛完全程。

的是，现在的外科系统有很多貌似柔弱实则强悍的女医生。她们和那些外科男医生们一起上手术台、翻夜班，一样吃简餐、打地铺，从真正意义上诠释了"女汉子"这个词。

神外的田老师微胖，平日里瞧着总是一副乐呵呵、笑容可掬的样子。上大学的时候，我就听过他讲的神经外科学课程，那叫一个神采飞扬、声情并茂。据说田老师在手术台上一样风趣幽默，他的手术和他的授课同样精彩出色。

我们每次遇到他时总会下意识摸摸他微微凸起的肚腩，开玩笑地让他注意一下体形。因为按照他的这种腰围比例，加上在年度职工体检当中发现的高血脂、高血压、高血糖征象，完全就是我们神经专科医生眼里的"高危人群"。而田老师自己从来没有把这些当成一回事，被催促着勉强吃了点儿阿司匹林、立普妥之类的药物之后，照样没日没夜地开刀、值班、写论文，成天忙得不亦乐乎。

结果有一天，在连续开刀到深夜后，田老师就那么毫无征兆地在手术台上倒了下去，手术室的同事们立即把他送去急诊室。CT扫描结果显示，在左侧基底节区附近发生了急性脑出血，急诊神内的值班同事当即呼叫了那天做住院总的我。

看了一眼片子，我马上找来神经外科医生商量：自己的同仁，基底节外囊区域出血量30~40 ml，应该保守治疗还是手术清除血肿？在所有的脑血管意外当中，几乎有1/3的病例是脑出血，所有的脑出血当中，又以高血压性脑出血最为常见。大部分脑出血的患者往往伴有长期高血压病史，常常在疲劳、酗酒、情绪激动与活动用力的时候急骤起病。发病时患者的血压会急剧升高，造成脑叶、基底节区、丘脑、小脑半球和脑干等部位的脑动脉破裂出血，产生相应的临床症状。

脑出血是一种非常凶险的疾病，病程大多要比脑梗死来得更加紧急，严重时还会危及患者的生命。对于出血量较小的患者，我们一般主张保守性地应用止血药物与脱水药物来控制病情发展；而对于出血量比较大的患者，则应当考虑应用外科手术的办法来清除血肿，降低颅内压力。

田老师的出血量在手术与非手术指征的临界水平左右，经过仔细、反复地讨论，神外上级医生认为还是应当积极一些，便考虑为田老师采取立体定向穿刺术引流血肿的办法来清除颅内积血。

立体定向穿刺引流属于微创手术，与开颅手术相比损伤小，恢复得也相对较好。于是我们找来田老师的爱人，向她说明了情况，并且在征得她的同意之后，连夜为田老师进行了手术。

手术的过程比较顺利，术中血肿清除得也十分干净。从手术台上下来，田老师直接被送去了中心监护室。但是术后的几天里，田老师仍然处于昏睡中。由于颅内血肿以及手术引起的应激，他还有点儿低热。用了几天抗生素以后，他的热度一点点地退了下去，神志也逐渐清醒了起来。

与手术有关的部分暂时告一段落，接下来的解释工作就该轮到我们神经内科医生出场了。田老师的爱人是圈外人，我详细地为她解释了脑出血的发生原因及危害性，并且嘱咐她以后一定要注意田老师的饮食起居，还有血压、血脂等各项指标，同时还应该让他避免过度劳累，严禁吸烟饮酒，以免再一次发生急性脑血管意外。

我对他爱人说，经过一段时间的调养，再结合后期的康复性训练，相信田老师的病情对今后生活应该不会有太大的妨碍。最让我们担心并且感到无比惋惜的是，由于田老师左侧大脑半球出血，他右侧肢体的活动功能会受到影响，这一点对于外科医生来说往往是致命性的打击。因为外科手术是一项精细活，一旦医生的右手活动受到影响，那也就意味着他的职业生涯走到了尽头。

田老师的爱人听完我的话，含泪点了点头。她一样担心田老师醒来发现自己的右手不能再像以前那样自如活动之后，会接受不了这个残酷的现实。

果然，田老师清醒之后的第一件事，就是想着去科里安排他的下一台手术。当发现自己右手的精细活动功能出现了明显的障碍之后，他逐渐从以前的爽朗爱笑变得沉默寡言了，连续好几天都只是一个人默默地在床上呆坐着，不曾与身边任何人有半句交流。

我试着鼓励他："手指的精细动作可以依靠后天锻炼逐渐恢复的。"

他淡淡地看了我一眼，回答了句："我也是医生，这些道理我懂。"之后再也没有多说什么。

田老师的爱人一直在他身边陪伴着他，想尽办法安慰他。出院以后，田老师申请了一段时间休假，我们很久都没有再见过他。后来，我听说他爱人过来帮他办理了离职手续。田老师就这样悄无声息地离开了他曾经工作并生活了很多年的地方。

近年来有关医护人员"过劳死"现象的报道屡见不鲜。

2014 年 10 月 24 日，北京阜外医院麻醉科的昌医生倒在了工作岗位上，年仅 42 岁，头颅 CT 显示"脑干出血"。

看到这条消息我的第一反应就是，又在脑干，又是神经科脑血管意外里比较严重的"出血"，后果就可想而知了。正如我在前面提到的那样，发生在脑干部位的出血，预后往往是极差的。

麻醉科医生是各大手术当中的"生命护航员"，我所认识的麻醉科医生每天都窝在手术室里过着"暗无天日"的生活。往往是外科医生干到多晚，他们就得陪到多晚，大多数的麻醉科医生都处于长时间的疲劳工作当中。

2014 年 11 月 9 日，苏州大学附属第二医院妇产科的史医生去世了。前一日他觉得头痛却仍然坚持着手术到凌晨，第二天早晨被人发现猝死在宿舍的卫生间里，年仅 38 岁。

看到"头痛"二字，我第一时间所能想到的就是与我们科有关的动脉瘤破裂、脑血管意外之类的疾病。而我所知道的妇产科医生，也是在产科不停地为产妇们接生，在妇科不停地做着各式各样的肿瘤切除手术，24 小时的生活中时刻充斥着工作，基本个个都是每日身心俱疲、打心底里觉着累。

与他们相比，田老师算是幸运的，因为他保住了最重要的东西——生命；但是与他们相比，田老师也是不幸的，因为他虽然保住了生命，却失去了他一向最引以为傲的东西。

那一年其他类似的事例还有很多：2014 年 10 月 12 日，55 岁的北京积水潭医院烧伤科的张医生在工作时突发心血管意外离世；2014 年 10 月 25 日，48 岁的北京积水潭医院骨科的丁医生在国外参加国际性学术会议时因突发心血管意外去世……

像这样的事件还有很多。现在的三甲医院，每家都是人满为患。就拿我们科室来说，一位医生在门诊每天看一二百号患者，在急诊每天看七八十号患者，那都是常有的事儿。可医生不是神，医生也是普通的人，在这样的工作负荷与精神压力之下，难免会有随时崩溃、随时倒下的情况。

为了我们的孩子，
请尊重医生

在我国要培养一名合格的执业医师不是一件容易的事情。普通医学本科的学制是 5 年，本科生毕业以后的实习轮转期为 1~2 年。三甲医院留院的基本要求是硕士毕业，最好是博士，或者有博士后工作经历。如果本科毕业轮转结束想要继续硕博连读，则又需要 5 年，等到研究生毕业以后还需要进基地培训 3 年……按照这样的时间来计算，一名医学生要想正式成为能够独立执业的医生，起码需要经过漫长的 15 年时间，但是人的一生有几个 15 年呢？

在当前的医疗大环境下，伤医、弑医事件时有发生。再加上在医务人员当中频发的"过劳死"问题，许多个"15 年"就这样被无情地扼杀了。如果医学人才不能被充分地珍惜与利用，那么祖国人民明天的健康又应该由谁来保驾护航？这样的情况，值得我们痛惜并反思。

安是我的圈内好友，也是我们眼中公认的女强人。研究生阶段，成绩优异的她选择了儿科学相关专业，博士毕业后顺利留在某家儿童医院工作。由于表现突出，她囊括了多个医院与市级的优秀人才计划与各类科研奖项，事业正处于顺风顺水的上升期。但是我却听说她从医院离职，去了上海一家知名的保险公司。

我曾经不太理解安的选择，她对我说，自己已经受够了以前每周 6 天都处于超负荷工作的那种状态。门诊的患者永远都看不完，急诊、夜班永远都有上百号等着。用她的话说就是："有时埋头苦干了半天，出去喝口水发现外面排队等候的病号还是黑压压的一片，自己之前的工作量近乎等于零！"

孩子生病，周围总是拥着一群家长，有时一个很小的问题，常常需要给陪伴而来的爷爷奶奶、外公外婆、爸爸妈妈分别解释大半天。

"在中国家庭里，孩子都是宝贝、心头肉，容不得半点儿差池，这太考验儿科医生的心智与承受能力了。"安说。

对于每一个儿童患者，哪怕是最简单的感冒发热，她总是陪着十二万分的小心。

有一次，一个癫痫的孩子来安这里就诊，孩子生活在外地，他父母在上海打工。孩子的病发作十分频繁，每次发作都是头、眼向左侧歪斜，伴随着左侧肢体的抽搐。当地医院给他开过丙戊酸，服用一段时间以后效果不是十分理想，发作仍然比较多，于是孩子的父母便把他接到上海来，想找大医院试着治疗。

在详细询问过孩子的病情并了解发作情况之后，安决定给他加用卡马西平这种专门针对部分性发作的药物。考虑到孩子的家庭状况不是很富裕，安为他选择了价格相对适中的缓释剂型——得理多（卡马西平片）。并且详细地告知孩子的父母，得理多可能会引起部分患者发生皮疹、过敏现象，在用药过程中务必密切关注，而且需要十分缓慢地增加药物剂量。

和青霉素一样，许多抗癫痫药物在初始用药、增加剂量的阶段很容易发生过敏现象。患者主要表现为发热、皮疹，严重者可能出现口腔黏膜皮肤的溃烂。特别是对于少年儿童，会造成较为严重的后果。

我在前文也提到过，过敏现象的发生其实是与个体素质差异有关的，即有些人是所谓的"过敏体质"。在用药过程中，医生有时确实很难判断哪些患者容易发生过敏反应。对于容易发生过敏的药物，医生都会建议从小剂量开始逐渐增加用量，以减少过敏反应的出现。但是如果患者不幸发生了过敏反应，作为医生又很难向家属解释清楚过敏现象大多与患者自身的特殊体质相关。若再不幸一点儿，发生的过敏程度严重，那就极有可能成为医患纠纷的隐患所在。

很不幸，试用得理多的那个男孩，偏偏在加量过程中发生了过敏，而且还是最为严重的那种"大疱表皮坏死松解型"。那孩子只有 8 岁，再送到医院里的时候，由于过敏现象严重，眼睑、口腔、黏膜、皮肤全部发生了溃烂现象。由于喉头水肿，呼吸也受到影响，变得困难。见状，安立即安排孩子入院接受救治，孩子的爸爸妈妈、外公外婆、爷爷奶奶、叔叔阿姨呼啦来了一大堆，把安团团围住，纷纷指责安不该给孩子开这么危险的药物，不然不会造成现在这样严重的后果。

　　前一天刚刚值完 24 小时班的安强忍疲惫，耐心地向孩子的家长解释出现这种过敏现象的可能原因，以及能够采取的解决方法。当听闻要用丙种球蛋白这种价格昂贵的药物，还要进监护室上呼吸机，孩子的外公外婆、爷爷奶奶、叔叔阿姨愤怒了，拽着安的白色工作服，指着安的鼻子破口大骂她是没有医德的"无良庸医"，骂安所在的医院是没有良心的"欺市黑店"，现在孩子都已经这样了还想着法儿地赚昧心钱。孩子的父母也一边抹泪，一边埋怨医生，明明知道他们家里穷，却让他们给孩子用贵的药，只会欺负老实人。

　　安没有力气再多说什么，只是默默地忍受着家属的谩骂、推搡。最后旁边的护士和实习医生实在看不下去了，过来劝解说："吵闹不是解决问题的办法，抢救孩子要紧。"家属依旧不依不饶，嚷嚷着说要按照医疗事故的处理办法追究安的责任。

　　后来这些家属当真隔三岔五去安所在医院的医务处闹腾，还有几个天天追在安身边讨要"说法"。安苦笑说自己那大半个月莫名多了好些"近身侍卫"，基本她走到哪儿，那些家属也跟到哪儿，嘴里说的都是些难听的话。比如安上门诊的时候，他们就坐在诊室门口向来往的患者诉说安的"罪状"；就连中午吃饭、休息的时候，他们也要举个横幅，坐在安的对面示威。

由于孩子的并发症严重，医院后来赔了孩子父母一大笔钱，并且决定给安记行政大过一次。我问安之前告知药物过敏可能出现的情况之后，有没有让家属在病历上签字确认。她说："签过，孩子爸爸签的。可发生了这么严重的不良反应后，孩子爸爸立即推说自己不懂医，完全听不懂医生当时在说什么，那个字是自己在毫不知情的情况下'被迫'签署的。"

很多时候医疗过程有些运气成分在里面，事故大了，事先任何的知情、同意与告知基本都没有意义，因为患者可以推说自己没有医学常识。面对医生与医院，患者永远是处于弱势的群体。

这次的事件让安有些心灰意冷，我问她是不是这最后一根"压死骆驼的稻草"才使得她下定决心跳出医学这个圈子，重新开辟属于自己的天地。

她说："是，但不完全是。"

在这家全国知名三甲儿童医院，除了临床工作以外，安还有一大堆诸如申请基金、撰写论文之类的科研任务，下班以后经常需要对着电脑熬到深夜。周末时间的加班也是常事儿，出差、开会更是家常便饭。有时老板一个电话过来，她必须立即收拾好行李准备出发。这样的日子逐渐让安身心疲惫，并且对家人也缺乏应有的照顾。经过仔细考虑以后，安决定放弃这份工作。

"我只是想过一个正常女人应该拥有的生活。"她这样说。

在一家咖啡馆里，安端着一杯摩卡，坐在我对面平静地说："我觉得现在的日子舒服了许多。"

看着眼前的安，我明白了，女强人再强悍，归根到底她首先还只是一个女人。

其实我的生活与安所描述的相差无几，只是我尚且没有足够的勇气像她那样跨出去。目前，有关儿科人才的流失以及儿科后备力量稀缺的问题日益显著。儿科专业同样面对着工作量大、医患矛盾突出等实质性问题。

后来，我在微博里面写道：

晚饭时与几位儿科的同仁及老师们聊天，听他们说起因为工作压力大、强度高以及中国家长对孩子普遍存在的过分关注等特点，越来越多的在职儿科医生选择了跳槽，而医学毕业生们愿意选择儿科的也越来越少。这么重要的一个岗位，将来怎么办？长此以往，以后由谁来为我们的孩子治疗？祖国儿童的明天又当如何？这一系列疑问都值得我们所有人去深刻地反思。

"疯牛病" ——手术时
一不小心就可能感染到自己

某天下午，我们刚从食堂吃完午饭踏进病房，小易走过来神秘兮兮地对我说："小宇的床位上来了位本院的同仁，好像又是神外那边的。"

我过去看了一眼，原来是惠惠。惠惠是神经外科手术室的护士，她以前准备护士职称英语考试的时候，三师弟曾经拜托我帮她辅导过一段时间的英语。

陪在惠惠床边的是她的丈夫小江，我问他惠惠怎么了，他说："最近一段时间以来，家里人发现惠惠突然'变傻'了。"

惠惠 30 岁左右，是个活泼开朗、聪明伶俐的姑娘。平时手术室的工作异常繁忙，手术室护士的责任也十分重大。从 2 个月前开始，她每天上完班从医院回到家里总是会觉得很累，经常有些头疼，并且抑制不住地想睡觉，到家后就把自己关在屋子里休息。起初小江觉得可能是她在单位的工作太辛苦，所以回家以后想多休息一下，就没有太在意。但是慢慢地，他开始觉得惠惠有点儿和从前不大一样了，变得寡言少语，也不愿意和家人多说话，对身边的人和事都漠不关心。

有一天早晨，上班时间到了，小江催促她起床，惠惠躺在床上懒懒地回答说她今天休息。结果中午小江在单位接到了医院打来的电话，手术室护士长问他惠惠是不是因为家里有事，所以才没有去上班。

那天下午小江提前回家，打算好好问一下惠惠到底是怎么回事，到家却发现惠惠不在房间里，打她电话也没接。他等了一会儿，没有等到惠惠，便打电话去惠惠的娘家询问，结果惠惠妈妈也说没有见到她。想到她这些天以来的一些反常表现，小江不禁有些担心起来。于是小江便到惠惠可能会去的附近超市、菜场逛了一圈儿，仍然没有发现她的踪影。

正着急着，突然他的手机响了，是一个陌生的号码打来的。电话里的人问他是不是葛文惠的家属，并且告诉他葛文惠在街上迷了路，现在正在派出所，让他过去一下。小江立马赶去区派出所，把惠惠接回家里。回家的路上，惠惠一个劲儿地向他抱歉地说，自己原本只是想去超市买点儿东西的，可是不知怎么的，走着走着就走错了方向，后来就再也想不起来家在哪儿，找不到回家的路了。

"找不到你可以打我手机呀。"小江奇怪妻子为什么不给他打电话，"再不然也可以给妈打电话嘛！"

"对不起，我忘记了……"惠惠低着头小声地说。

黄老师问过惠惠的病史，习惯性地让我和小宇试着分析一下病情。

"这是一起在较短时间里发生的记忆力下降、人格改变的案例。"小宇抢着说。

现在小宇在分析病情时往往习惯性地使用"案例"两个字，因为平日里黄老师总是会把我们分析患者病情的过程比喻成侦探破案——不断地从蛛丝马迹中发现有价值的线索，最终成功捕获"真凶"。

"不错，又是一个发生在年轻人身上的快速进展型痴呆案例。"我赞同地补充。

"你们有没有问出什么诱发因素？"黄老师问。

"没有太多有价值的情报，只是听她丈夫说她最近工作比较累，有一天上手术台的时候还不小心把手划破了。另外好像听说在发病之前她去拔过几颗智齿。"小宇沉思了一下。

这里我要讲一讲什么是"痴呆"。痴呆在医学上主要指的是，不伴有明显意识障碍的情况下发生的后天获得性皮质高级功能的减退。患者多会出现包括记忆、日常生活能力、习惯性技能、社交能力，以及控制情绪反应能力等的全面性障碍，通俗一点儿说也就是"变傻了"。

年轻人出现痴呆的表现，在病因学上往往与老年时期发生的痴呆不尽相同。老年人发生的痴呆大多是由一些退行性疾病所致，比如普遍为大众所熟知的阿尔茨海默病（AD）等，进展大多较为缓慢；而在年轻人当中，包括感染、中毒、代谢、血管性事件、自身免疫疾病等在内的多种因素都可以引起快速进展性痴呆的发生。

惠惠的病情进展不像血管性疾病的起病过程，又没有发现可疑的中毒事件，于是我们把可能的病因锁定在了感染、代谢障碍与自身免疫这几个方面。黄老师嘱咐我们进一步为惠惠做些如脑电图、头颅磁共振以及腰穿等常规检查，以便排查出真正的致病"凶手"。

检查结果显示惠惠的脑电波基本为慢波，完全测不出正常人应有的脑波节律，腰穿结果提示脑脊液的蛋白水平略有增高。我向黄老师汇报了脑电图结论，如果患者的脑电图检测出弥漫性慢波节律，常常提示脑功能存在异常，一般来说考虑脑部炎症的概率比较大。由于其他的代谢指标与自身免疫指标都没有检测出明显异常，经过讨论，我们把目标锁定在了感染性疾病这种可能上。接下来的问题，在于弄清楚到底是哪一种感染才会导致这么快速进展的痴呆的发生。

凭直觉，我们隐隐觉着惠惠脑部的感染与之前那几例脑炎相比，似乎具有很大的差异。不论是从发病的形式，还是整个病情的发展经过，都存在许多不同点。

在惠惠住院的半个多月里，她的病情仍然在发展着。听小江说，他们的交流越来越少了，很多时候惠惠就那么一个人坐着，问她话她也只是茫然地看看他，似乎听不懂他在说些什么。走路也慢慢变得困难起来，并且有总是要摔倒的样子，再后来她就不太爱下床走动了。

有一天黄老师查房，发现惠惠四肢的肌张力都有增高，手脚显得有些僵硬，肌肉反射也变得活跃了。他给惠惠查体的时候，我们注意到惠惠就那样呆呆地躺在病床上，眼睛直愣愣地瞪着天花板，仿佛周围发生的一切都与她无关。

小江对于惠惠的病情变化很担心，他告诉我们惠惠已经开始不太认识周围的人了。

"有一天，以前的同事们过来看她，她只是一个劲儿傻傻地笑着，并不知道来的人都是谁。有时，她甚至都不认识家里的人，也包括我。"小江叹了口气。

又过了两周，我们给惠惠复查脑电图，负责接送患者的师傅找来一张轮椅推着惠惠去了脑电图室，我和小宇照例在病房忙碌着。半小时以后，病房护士小易过来让我们去服务站接电话，说是要找葛文惠的主治医生。我过去一听，是脑电图室孙老师打来的。

"与几周以前的慢波相比，现在葛文惠的脑电图上已经开始出现典型的三相波节律。我们高度怀疑她得的是皮质纹状体脊髓变性，所以特地来通知你们一声。"孙老师在电话那头说。

脑电图检测到三相性周期节律是临床诊断皮质纹状体脊髓

变性的重要依据，结合头颅磁共振检查发现的双侧尾状核高信号，惠惠的病症应该算是有眉目了。由于皮质纹状体脊髓变性属于一种易传染性疾病，脑电图室在检查过程中如果发现有三相波的患者，都会及时向病房医生通报。

谢过孙老师，我赶紧把这一结果告诉小宇和黄老师。

黄老师说："好，这下真正的致病'元凶'终于要现身了。"

他当即叮嘱小宇重新给惠惠做一次腰穿，并且把留取的脑脊液样本送到北京，去检测一种与皮质纹状体脊髓变性有关的特种蛋白。

提起皮质纹状体脊髓变性这种疾病，人们大概会觉得比较陌生，但是如果说"疯牛病"，相信很多人肯定会惊讶地说："哦，原来皮质纹状体脊髓变性就是疯牛病呀！"

疯牛病的全称为"牛海绵状脑病"，是由朊病毒引起的主要发生在牛身上的进行性中枢神经系统病变。其致病机制目前认为是由一种叫作"prion"的正常细胞蛋白发生了结构突变性变异所造成。

人类对于这种异常蛋白并不具备免疫力，这种源于"疯牛"的致病因子如果传播感染到人体，大量沉积在脑内便可以导致人的大脑发生广泛的神经细胞凋亡、脱失，形成所谓的"人感染性海绵状脑病"，神经病学专用术语称之为"皮质纹状体脊髓变性"。

记得有段时间流行着一种说法，认为人如果食用了被疯牛病污染了的牛肉或是牛脊髓，很有可能染病。英国政府也曾经出面承认在英国国内出现了疯牛病病例，并且证实这与人类发生"感染性海绵状脑病"有关。这一事件随即造成欧洲、亚洲、非洲等洲众多国家的恐慌，许多国家全面停止引进英国牛肉以及相关农副业产品，我们国内还一度出现"谈牛色变"的现象。

作为神经科医生，从那时起，我们也开始频频劝告患者、朋友及家人少吃火锅，尤其是里面的"涮牛肉"和"涮羊肉"这两样。因为火锅这种食用方法为了追求肉质鲜嫩的口感，常常只是将牛羊肉在开水里烫至七八分熟后便捞起食用，不利于朊病毒（主要成分为 prion 蛋白）的灭活，很可能是导致患病的危险因素之一。

皮质纹状体脊髓变性典型的表现：在临床上出现快速进展的痴呆、步态不稳、共济失调、无动性缄默等症状。人海绵状脑病属于慢病毒感染性疾病一类，对于这类病变，目前并无特异性有效的治疗办法。临床上可以采用的只有支持与对症治疗的方法，可以说是神经病学领域的又一"不治之症"，且发展相当迅速，多数患者在发病后的 1 年至数年内可能死亡。

目前认为，皮质纹状体脊髓变性的致病因子——朊病毒的确具有一定的传染性，食用污染了朊病毒的疯牛肉可能会导致人类患病。另外还有相当一部分患者的致病原因属于医源性传递感染，即病毒可以通过污染的医疗器械传播进人体，在人体抵抗力低下的时候发病。

我们考虑惠惠发病的原因大概与之前她在手术过程中的那次受伤有关——手术室护士的主要工作是负责给主刀医生传递手术器械，由于手术过程中对于医生所要求的各式器械不能有差错，辅助护士的精神必须高度集中与紧张，因此在快速接送器械时难免会被锋利的器械边缘划伤。

小江后来回忆说，那天上班时惠惠的手指被刀片割开了很大一个口子。神经外科手术开的主要就是大脑，所以极有可能是手术患者脑内携带的致病源性因子通过手术器械污染到她的伤口，造成了感染。但是她自己并没有把受伤当成一回事儿，只是随便处理了下伤口。没过多久，她还去拔了牙，拔牙引起的出血可能进一步造成了她抵抗力低下，增加了发病的可能。

10天之后送去北京的脑脊液检测结果回来了，提示朊病毒特殊蛋白呈阳性，证实了我们对惠惠的诊断。黄老师联系传染病防治中心，把惠惠转去那里接受进一步的治疗。转院那天，手术室的护士们一起过来看她。

"她还这么年轻呢！"看着救护车接走了惠惠，她的护士长惋惜地说。

神经科医生的话

　　医疗行业是一个高投入、高风险、高产出，却相对低回报的行业；同时，医疗行业也是一个很崇高、很神圣的行业，因为我们服务的主体是人这种在生物链当中处于最前端的高级动物。对于每一个国家、每一个社会来说，人都应当是最宝贵的财富。因此作为每天为人看病、为人服务的医务工作者，理应得到更多的承认、理解与尊重。

　　医生属于高危人群，每天与各式各样的患者打交道，与各式各样的疾病打交道，一不小心就有可能被传染。作为医生，我们最常面对的就是死亡。

　　记得在 2003 年的五一节前夕，我们病房收治了一位怀疑颅内感染的患者。他来我们病房的第二天就开始出现持续高热不退的症状，床旁胸片显示有肺炎的征象。在当时那种非典肆虐横行、医院提倡"高度警惕 SARS，不能放走一个可疑病号"的大环境里，凡是出现高热、肺炎的患者都有疑似 SARS 感染的可能性。如果这个病号最后的检疫结果当真是 SARS 感染无疑，那我们全病区，包括医生、护士以及其他工作人员在内就要被集体隔离。

当护士长告诉我们这个"噩耗"的时候，唯一令大家觉得有些遗憾的是对于我们来说十分难得的假期就要在隔离病房里面度过了。但没几分钟，病房里的气氛又活跃了起来。

小宇吵着要跟我、护士长，还有小易一起挤一间房，这样正好可以凑够一桌打牌。

小易立即点头表示赞同，还说要把她家里一台久置不看的电视机搬来，让大家伙儿解解闷儿。护士长也凑热闹说她爱人的厨艺不错，到时可以让他做好了饭菜，定着点儿给我们送过来。当时我们的隔离病房设在高区，我们开玩笑说让护士长准备一条结实一些的麻绳，再准备一只大竹篮，便于她爱人每天从窗下给我们把饭菜送到楼上来。

黄老师走过来摇摇头批评我们："像你们这种属于革命的超乐观主义精神，一群典型的苦中作乐的阿Q。规划得那么完美，有没有想过，万一我们中间有人感染到了怎么办？SARS可不是闹着玩的！"

我说："任何事情都是'既来之，则安之'，要是真的感染到了，那也只好'兵来将挡，水来土掩'。"

护士长打趣地夸奖黄老师，说他就像是我们这群娘子军里面的洪常青，考虑问题有深度，对于"革命工作"时刻保持着必要的高度警惕性。

好在后来防疫中心过来查验患者，进一步的血培养、痰培养化验以及肺部 CT 结果证实，那名患者并非 SARS 感染，让大家虚惊一场之后大大地松了口气。

后来在非典过去很久以后，每当回忆起我们当初的"宏伟蓝图"，小宇和小易总是感慨地说等下次有机会，一定要实现一下我们 4 个人共处一室的伟大计划。

我一直认为，没有点儿奉献精神的人是不能从事医生这个职业的，医生需要慢慢地在实践当中积累经验，需要漫长时间的沉淀。没有足够的经历，没有足够的实战磨炼，是不会成为一名好医生的。

医生，尤其是三甲医院医生的辛苦，是很多人所不知道的。医生与患者之间需要更多理解、更多宽容。作为医生，应当更多地体会患者的难处；作为患者，也应该更多地谅解医生的不易。只有医患之间能够互相体谅、互相包容、互相信任，祖国医学才会迎来更加美好的明天。

Chapter 10

医生，
如何面对患者
也是一门学问

在临床实践中，我们
经常会遇到的情况是，很
多家属总是愿意让所谓的大医
生来全面诊治他们的患者。不论是
查房，还是做一些检查项目，总希望能
由有名望的大医生来为他们实施操
作，殊不知任何大医生都必须经
过小医生的阶段，摸爬滚打
着慢慢成长起来。

医生滥用同情心很危险

水生是从安徽农村来的孩子，只有 15 岁，他爸爸去世早，留下他和妈妈两个人相依为命。据水生妈妈说，水生从小就十分懂事，读书很勤奋也很刻苦，得了空儿还会帮妈妈做些力所能及的家务活儿。

那年不知道什么时候起，水生的双手在写字或是拿东西时会不自主地震颤。抖动厉害时，他手里握的笔或者拿的碗都会掉到地上。除了震颤手抖的现象，他走路时还会出现右侧肢体的痉挛样扭转动作，那是一种非常特殊、非常奇异的姿势。水生说，不论是双手的震颤性抖动还是那种怪异的姿势，仿佛都不是他自己的意志所能控制的，好像着了魔一般不听使唤。有时心里越是害怕，越不想让自己的肢体出现这些奇怪的动作，右手、右脚却如同都不是自己的那样，反而愈加扭曲得厉害。

后来水生妈妈觉得他的精神状况也不太好了，总是很容易激动，有一次为了一点儿口角还打伤了同村的另一个孩子。再往后水生变得不愿意去上学了，他觉得同学们如果看到他的那副怪模样都会取笑他的。水生妈妈很着急，陪着他专门来了黄老师的门诊。

黄老师分析，水生出现的种种不受控制的怪异动作就是我们神经科医生通常所说的"不自主运动"，意思是指患者在意识清楚的情况下出现的不能自行控制的肌肉动作。临床上比较典型的不自主运动主要包括，舞蹈样动作、震颤、手足徐动和扭转痉挛等，水生出现的就是震颤与扭转痉挛这两种症状。

如果出现不自主运动，神经系统的定位诊断往往需要考虑在锥体外系。狭义的锥体外系指的是基底节纹状体，主要包含尾状核、壳核与苍白球这3个结构；广义的锥体外系还包括丘脑底核、黑质红核、小脑齿状核以及前庭延髓的神经核团等其他部位。接着，黄老师从口袋里掏出一支手电筒，对着水生的眼睛照了照。他让我们注意看电筒灯光聚集在水生眼角膜的边缘的时候，那里有一圈十分明显的淡棕色与黄绿色色素沉积环，异常清晰地环绕在角膜与巩膜的交界处。

小宇忍不住大叫了一声："难道这个就是书上说的凯-弗环吗？"黄老师点点头。

凯-弗环是神经系统一种名为"肝豆状核变性"疾病出现的特异性征象，肝豆状核变性是由于先天遗传性铜代谢障碍所导致的脑变性疾病。罹患这种疾病的患者由于受到遗传因素影响，肝内的铜代谢发生异常，使得机体内的铜容易与白蛋白分离，结果造成过量的游离铜沉积于组织中。大量铜盐的沉积会引起肝、脑、肾等组织器官发生广泛性损害，而当铜离子沉积在眼睛的角膜后弹力层，就形成了特征性的角膜色素环。

听我们这么说，水生妈妈急切地说明他们家里好像并没有其他人有过与他相似的病症。

黄老师解释道："有些家族的同胞也可能只是致病基因的携带者，不一定会出现明显的临床表现。"

但水生妈妈还是不太相信水生得的会是一种遗传病。

黄老师建议水生住院进一步做些基因与影像学方面的检查，同时也可以给他试着用一些针对铜代谢障碍的药物治疗方法。水生妈妈担心交不起住院押金，黄老师想了想对她说，治疗肝豆状核变性的药物大多比较便宜，如果水生家里确实存在经济困难，他可以出面担保他们先负担住院押金的一半。也就是说，在我们这里住院的自费患者，住院押金通常需要交 1 万元，有了黄老师的签字担保，水生妈妈只需预先付 5000 元。听了黄老师的话，水生妈妈很是感激。

头颅磁共振检查结果显示，水生的双侧尾状核、壳核以及大脑皮层、小脑齿状核那里都出现了广泛的对称性病灶，这也比较符合肝豆状核变性的影像学特点，我们开始试着让他应用青霉胺治疗。青霉胺这种药物能够与组织内沉积的铜离子结合成为某种水溶性物质，然后再经过尿液将过量的游离铜排出体外，从而降低水生体内的含铜量。

由于部分患者对于青霉胺可能出现发热、皮疹、骨髓抑制等过敏性反应，我们打算从半粒开始，逐渐给水生增加药物剂量。青霉胺的加量过程十分缓慢，水生妈妈天天在病床边陪伴着他。

有一天早交班结束，小宇悄悄对我说，她早上从后门穿过花园来病房的路上见到了水生妈妈。可能是没钱交付陪床费的缘故，她夜里只能睡在花园的石凳子上。

我叹了口气说："现在中国还是有这么多贫苦的人。"

小宇环顾了一下周围确认没有什么人，就附在我耳边得意地说她早上悄悄塞给水生妈妈200元，好让她把陪床费交上，这样晚上她就能租个躺椅睡在病房里。

"花园夜里太冷了，弄不好就会着凉、感冒的。"小宇一脸认真地说。

我摸了摸小宇的头，连声夸奖她是个热心肠的好姑娘。

在青霉胺加量到3/4粒时，水生开始出现过敏反应的征象，先是连续几天高热不退，再后来全身皮肤出现了一片片均匀的红色斑丘疹。黄老师查房后决定把水生用的青霉胺减到极小的剂量并进行脱敏治疗。

水生妈妈不能完全理解我们向她解释的"过敏性反应"的意思，反复向我们询问水生的高热什么时候才能退下去。小宇也很担心水生的病情，她站在床边默默看着水生妈妈焦急地把蘸了凉水的毛巾敷在水生滚烫的额头上，等毛巾变热以后赶紧再过去用自来水冲凉。听到送饭阿姨在走廊里喊水生妈妈拿饭，小宇走过去帮着把饭菜端到了水生病床边的桌子上。

青霉胺减量以后，水生的热渐渐退去了，但是原来的症状似乎反而加重了些，在他清醒的时候扭转样动作变得异常明显。这种无法控制的肢体扭曲让他十分痛苦，只有在夜里睡着时这些怪异的姿势才会有所缓解。

一天中午，一声惊叫打破了病房原有的宁静。水生光着上身从病床上一跃而起，挥舞着双手在过道里嚎叫狂奔，他妈妈哭喊着追在后面。我们见此情形赶紧跑过去一起帮着把水生拉回病房，一路上水生圆睁着双眼，眼神空洞地继续高声喊叫。

黄老师觉得水生的精神症状有逐渐加重的趋势，于是考虑给他加用硫酸锌之类的药物，并加用另一种药——安坦来控制震颤发作。那次之后，水生妈妈变得有些沮丧，她甚至开始怀疑我们的诊断和治疗会不会弄错了，为什么在住院以后水生的病情变得比之前更加严重了？我和小宇向她解释说，目前对于遗传变性病还没有十分行之有效的办法。其实我们都不忍心向她说明，有些遗传病的特点就是会逐渐加重，最后还可能会因为出现肝功能衰竭和多脏器功能损害导致患者死亡。

后来水生的神志变得时而模糊、时而清楚，说话也有些大舌头，这种构音障碍可能是他的咽喉肌肉受到影响造成的。有一天水生妈妈和我们说她打算给水生办理出院手续，因为她觉得再在我们这里住下去似乎也没有什么太大的希望，她的水生大概再也不能恢复到从前那样了。

如果有可能，她还想去北京或者其他地方看看有没有更好的医院、更好的专家。她始终不太愿意相信水生得的是无法根治的毛病，照她看来现在的科学技术那么发达，总会有一种药物可以医得好她宝贝儿子的怪病。

有一天下班以后，护士小易把我拉到一旁告诉我，水生妈妈悄悄地和隔壁床位的刘大妈说起，水生的病情会不会是在我们这里被耽搁了。因为她觉得自打水生来我们这里住院以后病情非但没有起色，反而一天比一天严重起来。水生妈妈甚至怀疑小宇偷偷塞给她 200 元也是有目的的。因为在她看来医生从来就不会平白无故地那么好心，给她钱总归是有原因的。她担心会不会是医生们背地里对她儿子做错了什么事，比方误诊、误治之类的，所以心里过意不去，才会拿那 200 元出来作为补偿。

听完小易的话，我忽然觉得有些心酸，人性的弱点往往就是习惯于从最阴暗、最自私的那一面来揣测别人的心思和想法。我可以理解水生妈妈的绝望与无助，是不是正是这样一种绝望与无助蒙蔽了她的双眼，让她不再能分辨善与恶、是与非。

水生妈妈带着水生一声不吭地离开了医院，我不打算告诉小宇水生妈妈临走之前说的那些话，怕她无法接受由于自己的善意

所带来的后果。但是我决定：在今后的日子里，只会去做好医生
该做的事，再也不会任由自己的同情心泛滥而去做些超乎医生职
责的事情。

后来，我在微博里记录了下面这段话：

扪心自问，我们本来都是善意的，只是周围的环境与
周遭的人们变得越来越不善意。因此我们也只能将那份善
意保留在心里，让自己免于受到伤害。可是在心底的最深
处我还是愿意相信，善意就如同日光与月光，顺境是动
力，逆境是能量。

看病，
找大医生还是小医生

2010 年的金秋十月，上海世博会正如火如荼地进行着。当时我正好带着小宇轮转到外宾病房，开始不亦乐乎地接管那一拨拨的"真外宾"和"假外宾"。

来到外宾病房后，我俩才切实感受到了什么叫"与国际接轨"。这里的护士姐姐一个个笑容可掬、轻声细语，就连走路都是静悄悄的没有声响。不论是医生还是护士，进病房之前都要先敲门，轻轻问一声："May I come in？"在得到对方允许后方可推门进入。

护士长更是让我们不论询问病史还是体检操作都要用温柔地道的英语，并且注意时刻保持微笑服务，务必对外籍患者尽显亲切、和蔼。按照她的话："只有这样才能彰显出我们顶尖三甲医院医生的'世界范儿'。"

这个要求，让平日里大大咧咧惯了的小宇觉得十分不自在。

某个周一早晨，小宇对我说上周末从外院转来一个德国人，据说是世博会德国馆的工程师，名叫 Ben。前不久他刚调来上海这边工作，可能是由于时差、环境等因素导致水土不服，外加操劳过度，周五早晨他觉得有些头痛，开始以为是感冒，但到了晚上全身疲乏无力。周六早晨醒来，他觉得手脚好像都不是自己的，四肢沉重，无法像往常那样自如地活动。

Ben 的同事发现他有异样后，赶紧把他送去浦东的一家医院，用了些对症支持营养的药物，病情仍不见好转。周日开始他又出现视物模糊、吞咽费力的感觉；到下午连呼吸都变得有些困难起来。医生怕耽误病情，建议 Ben 的同事赶紧联系他在德国的爱人，经过商量后决定把他转到复旦大学附属华山医院这边来继续接受治疗。那天正好是黄老师值班，问过病史，做过体检以后就把 Ben 收入了外宾病房。

周一上午我们查房看到 Ben 的时候，他的情况比较严重，四肢肌肉力量已经降至零级。也就是说他的肢体已经不能做任何细微的活动，另外还伴有言语含糊、吞咽困难等症状。查体时 Ben 的眼睑无法闭拢，眼球也几乎完全固定，心电监护器上显示的氧饱和度呈现逐渐下降的趋势。

Ben 的床边站着一个中国姑娘简，是 Ben 所在公司为他配的中文翻译。黄老师看过 Ben 的情况后觉得不容乐观，就对简说："如果 Ben 的呼吸仍然不能维持，我们要尽快给他进行气管插管，应用呼吸机予以辅助呼吸。但是插管的过程中可能会存在风险，需要家属签字后才能进行操作。"

简说 Ben 的爱人正在来上海的航班上，估计傍晚时分应该会赶到医院。我对她补充说明，根据以往的经验，我们认为 Ben 的呼吸问题有可能拖不到傍晚。

黄老师略做思考后决定，如果 Ben 的情况继续恶化，而他爱人又无法及时赶到，我们只能按照抢救患者为第一要务的原则——先救人再说——予以紧急插管手术。

Ben 的爱人 Luisa 在下午 4 点左右赶到，Luisa 一头金发，眼神犀利、表情严肃，骨子里透着德国女人特有的古板与傲气。看到 Ben 的模样，她很是惊讶，嘀咕着说了一大串我们听不懂的德语。简悄悄给我们说，Luisa 是在抱怨原来他在家的时候身体好好的，怎么来中国没多久就变成了这个样子。

小宇轻声说："看这个德国女人的神情，肯定是打心眼儿里嫌弃中国的环境脏、空气差，才会导致她丈夫得了这么严重的疾病。"我对着她做了个嘘的手势，让她不要随便乱讲话，她偷偷地冲我做了个鬼脸。

Luisa 找黄老师了解病情，简为他们充当翻译。回到办公室，黄老师对 Luisa 耐心解释，Ben 得的可能是一种医学上称作吉兰 - 巴雷综合征的周围神经病。

吉兰 - 巴雷综合征又称急性感染性多发性神经炎，多数患者在发病前有疲劳或者感染的诱因。引起感染的病毒或细菌的某些组分与人体神经的某些成分类似，导致机体产生的自身抗体发生了错误识别。这些自身抗体会对周围神经产生异常的免疫攻击反应，引起周围神经的髓鞘成分破坏而产生症状。

由于支配手脚活动的神经受影响的缘故，他出现四肢对称性无力的瘫痪征象；面神经和动眼神经等亦受到影响，所以还发生了眼睑闭合困难、面瘫以及眼球固定的现象；而舌咽神经、迷走神经损害使他出现声音嘶哑、吞咽障碍等症状；再者病变影响到支配肋间肌与膈肌的神经，导致他逐渐发生呼吸麻痹，这种呼吸麻痹可能会越来越严重，进而危及生命。

正说话间，小宇急匆匆地赶来告诉我们，刚才 Ben 突然发生呼吸窘迫、口唇发紫的状况，氧饱和度进一步降低，意识状态也变得有些模糊，看情形可能需要做紧急气管插管。

黄老师让小宇先呼叫麻醉科医生过来，然后让简转告 Luisa 赶紧签字做决定。听了简的话，Luisa 的情绪突然变得有些激动，我们听她比画着说了一大堆话。简翻译说，Luisa 的意思是想知道，凭借中国这边的医疗水平对于治疗她丈夫的病情是否有足够的把握，如果没有把握她想尽早把 Ben 转回德国去。

黄老师让简告诉 Luisa，眼下 Ben 的这种情况要想转回德国并不现实，一来是他的病情不允许长途颠簸；二来转运途中要是发生什么紧急情况，飞机上也没有太多的医疗急救设备。按照 Ben 目前的情形，最理想的选择就是留在我们这里继续治疗。

听完黄老师的话，Luisa 明显很失望。沉默了一会儿，她接着又问是不是一定要做气管插管。我回答她必须要做，而且很有可能立刻就要做。因为眼下 Ben 出现了明显的呼吸衰竭症状，只有气管插管，依靠呼吸机辅助呼吸才能维持他的通气，保证他平稳度过病程的急性期。我又补充说，等气管插管一周后如果病情没有好转，可能还需要进一步做气管切开手术。听我们说得那么坚决，Luisa 终于在知情同意书上签下了她的名字。

上呼吸机以后，Ben 的神志似乎清醒了些。由于 Ben 的病情较为严重，我们估计他没有办法耐受肌电图检查。出于对自身免疫性周围神经病的考虑，黄老师决定给他试着应用丙种球蛋白冲击治疗。Ben 个头高大、身材魁梧，小宇根据体重估算出他可能需要的丙种球蛋白的剂量比普通人大了许多倍。

Luisa 要求随时掌握 Ben 的病情变化，对于我们进行的每一样化验检查，用的每一项治疗措施她都询问得异常仔细、清楚。她甚至有些严苛地要求简每天都必须在病床边陪着他们，便于她想了解情况的时候简可以随时帮她进行翻译。

一来二去，我们倒是和简变得愈加熟络起来。简告诉我她是外国语学校的在校学生，主攻德语专业，是这次世博会的应征志愿者。她凭借娴熟的口语技能与淡定优雅的气质，从众多候选人当中脱颖而出，有幸被选中到德国馆工作。这次 Ben 调来中国这边，她就担任了 Ben 的临时翻译兼助理。

连续应用 5 天丙种球蛋白以后，Ben 的状况似乎缓解了许多，四肢逐渐开始恢复一些活动，呼吸也变得比以前稳定了起来。大概在一周以后，黄老师跟 Luisa 说想帮 Ben 尝试着脱离呼吸机看看，如果能够顺利脱机，回归自主呼吸，Ben 就不用再经受气管切开手术的痛苦了。Luisa 考虑以后点头表示同意，后来我们成功地帮助 Ben 完成了脱机。

脱离呼吸机的最初两天 Ben 有些发热，Luisa 担心他的病情会有变化，我们给 Ben 调整了抗生素的用药。黄老师认为 Ben 的病程已有两周，目前情况相对稳定，可以考虑给他做个腰穿检查，看看脑脊液里是否存在吉兰 - 巴雷综合征特有的蛋白 - 细胞分离现象。小宇抢着说她可以试试给 Ben 做腰穿。

下午我在办公室整理病史，护士长过来说小宇让我去 Ben 的床位看一下，我赶忙跑过去。小宇口罩、帽子、手套齐全地正在给 Ben 做腰穿，见到我，对我摇了摇头。

我问她是不是穿刺进行得不顺利，她轻声说："椎间隙应该没有选错，突破感也很明显，可惜就是没有见到脑脊液流出来。"

我安慰小宇，可能是 Ben 比较魁梧且有些胖的缘故，可以换个椎间隙再试试看。更换椎间隙之后，小宇试了试，摇摇头说好像还是不行。我过去戴上手套接替小宇，又尝试着穿了几下，发现的确如同小宇所说，穿刺进针之后脊膜的突破感非常明显，但是拔除针芯却见不到有脑脊液从针管里面流出来。

可能是操作的时间有些久，病床上的 Ben 开始略显烦躁地扭动身躯。简说他觉得自己有些不舒服，感觉不能继续配合我们的检查。于是我插上针芯把穿刺针退出来，又给他敷上无菌纱布。操作结束后，我拜托简向守候在病房外面的 Luisa 解释一下今天的穿刺检查没有获得成功。

简回来说 Luisa 似乎不大高兴，并且她也不太能理解为什么会发生穿刺失败的情况。我们迅速收拾完腰穿包、穿刺针、麻醉药瓶等杂物走出病房，在走廊上碰到了 Luisa。

她黑着脸提出，如果下次再做类似的创伤性检查，必须是黄老师亲自动手操作她才会同意签字。

几天之后 Ben 的体温基本恢复了正常，黄老师亲自操刀上阵，为他重新再做了一次腰穿检查。鉴于我和小宇之前穿刺失败的教训，黄老师略微更换并调整了进针方向，终于见到了脑脊液从针管里流出。我和小宇松了一口气，一齐敬佩地冲着黄老师竖起大拇指。黄老师开导我们说，以前他也一样会有操作失败的经历，凡事都是熟能生巧。反复多练习几次，掌握了基本的技巧与规律以后，任何操作都会变得越来越得心应手。

经过这次腰穿检查，Luisa 对黄老师彻底信服。打那以后，她更是遇事必要求与黄老师亲自交流商议，直接把小宇和我忽略成空气。

　　小宇有些沮丧地感叹："这个德国女人原本就对中国医生的医疗水平百般挑剔，这样一来她对我们的技术可能更加怀疑并且不屑了。"

　　我鼓励小宇："有黄老师这根标杆在，她应该还是会相信中国医生精湛的医术与高超的医技的。"

　　腰穿检查结果提示 Ben 脑脊液里的蛋白水平确实有明显增高，存在典型的蛋白 - 细胞分离现象，证实了我们之前的诊断。

　　随着 Ben 一天天地好起来，Luisa 一贯紧绷着的脸上逐渐有了些笑容。简告诉我们，Luisa 又开始忙前忙后地张罗着想要尽快把 Ben 接回德国去继续康复治疗的事宜。据简说，Luisa 还专门上网搜索了德国那边治疗吉兰 - 巴雷综合征这种疾病比较知名的几家诊所，打算等 Ben 回到德国以后，再去相关专家那里咨询一下意见。

　　Ben 的精神比以前好了许多，有时他还会开玩笑地冲我和小宇做些眨眼、张嘴的动作，让我们看看他依然不太闭得拢的眼睛和仍然无法张得太开的嘴唇。当我做手势让他握紧我的手指，想试试他的肌力时，他会夸张地撸起袖管、屈起手肘、捏起仍然不太有力的拳头，滑稽地摆个大力水手的 pose，意思是让我们看到他的肌肉力量已经恢复了很多。虽然语言不通，我们也能从 Ben 的身上体会到那种德国式一本正经的幽默。

在 Ben 回国以前，Luisa 再次找黄老师谈了许久。黄老师叮嘱她回国以后一定不能让 Ben 太辛苦，并且应当尽量避免感冒、腹泻等容易诱发疾病复发的危险因素。临走前，Luisa 给黄老师送上了一个大大的德国式拥抱。黄老师也把他的 E-mail 地址留给了这个略显古板的德国女人，方便她如果有什么特殊情况可以及时和自己取得联系。最后时刻 Luisa 也过来跟我和小宇握手告别，虽然颇有些敷衍。

简也来和我们作别，她将继续回德国馆担任其他项目的工作。走之前她约我们有空去参观德国馆，她可以给我们作参观向导。后来我和小宇还真的跑去热门的德国馆，看到了那个悬挂于展厅顶端，飘浮着多种图像与色彩的，名为"动力之源"的镇馆之宝。

看着那个形状巨大的金属感应球在空中绚丽地飞舞，我们想起了 Ben 和 Luisa。

小宇撇撇嘴说："像 Luisa 这样高傲的人肯定压根儿没把我们这些小医生放在眼里，原来老外和中国人一样，都是更愿意相信并且选择大医生。"

我劝小宇不用太在意患者和家属的质疑，相信并且选择大医生这件事情本身并没有错。医学属于经验科学，大医生们从业时间久了，经验积累丰富，自然容易获得信任。来自患者的不信任某种程度上也成了促使我们这些小医生前进的动力。

"但是如果每一位患者与家属都不愿意相信小医生，并且不给小医生足够的锻炼机会，那么小医生们又如何成长为明天的大医生呢？"小宇闷闷地说。

"是啊，他们也应该知道，如果不经历失败就不会有成长！"我回答。

最重要的是他们都忘记了一点：每个今天的大医生都是从昨天的小医生慢慢地一步一步成长起来的。

神经科医生的话

　　医学是一门专业性很强的学科，学医的道路也是一个十分漫长的过程。很多时候，医生要向从来没有学过医的家属交代病情、讲解医学相关的常识，试图让他们在短时间内听明白其中的道理，的确不是一件容易的事情。

　　一次，我管辖的床位上有位重症患者因为呼吸衰竭，做了经口气管插管后给予呼吸机辅助呼吸。医学上明确规定经口插管最多放置的时间为一周，如果超过一周，患者的自主呼吸仍然无法恢复，一般建议进行气管切开手术。

　　记得那次我和患者的女儿谈话，告诉她由于她父亲的自主呼吸功能没有恢复，肺部感染仍旧比较严重，我们考虑给她父亲行气管切开术。他女儿问我是不是气管切开以后她爸爸的呼吸功能就可以完全恢复。我向她解释，目前维持她爸爸呼吸的唯一手段就是依靠气管切开后，放置气管套管建立人工气道，连接呼吸机进行辅助通气。至于患者的自主呼吸能否恢复，要视肺部感染的控制情况，以及患者的自身状况等综合因素而定。然后我又告诉她做气管切开手术会存在相应的风险。听完我所说的风险，他女儿不乐意了，在她看来做气管切开手术又危险又不能从根本上解决她父亲的呼吸问题，那就基本没有什么意义。谈话进行了大半天，她依然没有明白我所说的气管切开、辅助呼吸其实是为了维持通气兼紧急救命这一根本目的。

所以，沟通是需要医患双方互相理解的。医生要有足够的耐心去好好说；同时也需要患者与家属有足够的耐心去好好听。任何一方都急不得，一旦着急，对于问题的理解就有可能出现偏差，这也成为许多医患矛盾的根源所在。

但在患者家属的概念里，把患者送来医院，尤其是大医院接受治疗，总是抱着治愈的希望。如果病情不能够缓解，甚至出现加重的趋势，许多时候他们都不能接受这样的现实。但是大家必须知道，医生不是神，医生也只是普通人。

从医生的角度来说，没有谁不希望接诊的患者能够通过自己的努力，经过诊治后重获健康。对于医生而言，让病人康复是最有成就感，也最有意义的事，患者的肯定往往是对医生最大的鼓励与奖赏。

但疾病是不同的，正如我之前所说，神经系统的疾病中有相当一部分都是迁延难愈的，这与疾病的性质有关。如本章中所提到的遗传变性病，还有前几章中曾经讲到过的运动神经元病、多发性硬化等，目前来说仍然属于治疗手段缺乏且预后不佳的疾病范畴。本章中所述的肝豆状核变性的患者到了后期还可能会发生肝硬化、心肌病等，从而影响到患者的生命。

我曾经想过，水生爸爸早逝，或许他也曾出现过类似的表现。只是可能在过去的年代，在农村医疗条件匮乏的环境当中没有进一步地去追溯并且明确诊断而已。

目前针对肝豆状核变性这类疾病的治疗手段主要包括，促进体内铜盐排泄和减少肠道对铜吸收这两种。

在促进铜排泄类药物中，首选的就是青霉胺，青霉胺属于有效的一线驱铜药。该药的主要作用在于能与组织内沉积的铜合成水溶性物质，然后经过尿液排出。但这类药物可能会导致患者出现发热、过敏性药疹、骨髓抑制、肾炎、维生素缺乏等副作用。

而对于减少胃肠道对铜的吸收方面，建议每餐服用硫化钾。此剂与铜反应后形成不溶性硫化铜，使得肠道不能吸收。另外，具有类似作用的药物还有四硫钼酸铵等；其他药物还可以试用硫酸锌，它可以加强铜的代谢，促进沉积在体内的铜盐排泄，防止铜在体内潴留。

除了上述药物治疗以外，我们还需要在日常生活中做到"重在预防"这几个字。应当建议患者**注意平时尽量避免食用含铜量高的食物，诸如豌豆、蚕豆、玉米，还有坚果类、贝类、螺类、蟹类、虾类以及各种动物肝脏等**。如果出现严重神经系统损害或者肝脏损害或经青霉胺治疗无效者，还可以尝试肝脏移植手术，部分患者在肝脏移植手术后可以存活多年。

神经科疾病中有许多都与自身免疫异常有关，本章所述的

吉兰 - 巴雷综合征，也称为急性炎性脱髓鞘性多发性周围神经病，同样属于自身免疫性疾病的范畴。

平时，许多其他科室的同仁总爱笑话我们神经科的药物治疗离不开"三素"，即激素、维生素、抗生素，除此三道"素菜"以外，再无其他。而我们则常常会一样地笑着反击："别看只有'三素'，如何运用得当、用得巧妙，这就不是你们所能掌握得了的！"由此就可以知道自身免疫性疾病在神经系统疾病当中的多见性了。

对于吉兰 - 巴雷综合征的治疗，目前认为大剂量的免疫球蛋白冲击是十分有效的一种手段，具体用量应当根据患者的体重来进行测算。而血浆置换疗法也是治疗的最有效方法之一，除此之外也可以尝试应用肾上腺皮质激素来进行治疗。

另外，还应当强化护理及并发症的预防与处理，需要保持患者呼吸道通畅。当其存在呼吸肌麻痹与吸氧困难时，应尽早实行气管切开和呼吸机人工辅助呼吸。而有吞咽困难的患者宜及早应用鼻饲胃管，以免食物误入气管而导致窒息或肺部感染。如果病情允许，进食时可以采取坐位或者半坐位，喂食后要用温开水把鼻饲胃管冲洗干净。

其他治疗还包括康复疗法，应当保持瘫痪肢体于功能位（活动时经常所处的位置），并予以被动活动。当肌力开始恢复时应当及时结合主动与被动运动，活动均宜尽早进行，在力所能及的情况下尽量早期活动，同时可配合针灸按摩及康复理疗。

在临床实践中，我们经常会遇到的情况是，很多患者家属总是想让所谓的大医生来管理他们的患者。不论是查房，还是做一些检查项目，总希望能由有名望的大医生来为他们实施操作，殊不知任何大医生都必须经过小医生的阶段，摸爬滚打着慢慢成长起来。

如果仅仅以"貌"取医生，经常会发生些令人啼笑皆非的事情。比如有些教授经常会因为长相比较年轻而得不到患者的认可；再比如很多家属看病的时候总是喜欢挑一些相貌成熟的医生，其实这都属于理解中的误区。

医生的经验与他们的年龄和长相之间并不存在简单的正相关关系，许多年轻的医学界后辈们对工作充满了热情，而且一样技术过硬。其实任何一位富有责任心的医生，都是值得信赖的。

Chapter 11

生还是死，
永远是医生面临的
亘古不变的难题

医生这个职业需要
良心、需要同情心，在
告知患者病情时，我们应该
注意非常仔细地调整好我们的语
气、语调、语速，甚至可以通过眼神交
流与肢体对话，来竭尽全力地避免
信息传递过程中患者与家属可
能出现的悲痛情绪与绝望
心境。

如何说实话才能
最大限度地减少伤害

从小我们就一直被教育"要诚实""要讲真话",等到慢慢长大以后,我们却渐渐发现,这个世界上谎言永远都比真话动听,尤其是善意的谎言。

记得我还比较小的时候,有一次英语老师让我们做圣诞卡,说只要在卡片上写一个自己在圣诞节最想得到的礼物,写完以后按老师给的地址邮寄过去,圣诞老人就会按照每个人的心愿,在平安夜把礼物寄到我们手中。

回到家,我高高兴兴地在卡片上写下了我非常想要的一件小玩意儿,又在卡片的封套上详细地写下了我家的住址,写完后洋洋得意地拿给妈妈看。

妈妈瞥了一眼我做的漂漂亮亮的卡片,笑眯眯地问我:"你相信这个世界上真的有圣诞老人吗?"

我认真地点点头说:"信啊,怎么不信,老师说的!"

那时在一个孩子的心里,老师说的话就好像是《圣经》里的故事,容不得半点儿怀疑。看着我无比虔诚的模样,妈妈答应第二天帮我把卡片寄出去。临睡前我特意跟妈妈强调说:"明天一定要帮我寄挂号信,万一寄平信半路上被邮差给搞丢了,圣诞老人看不到我的心愿,就不会在平安夜把礼物准时送到我们家啦!"妈妈摸了摸我的头,嘱咐我快点儿去睡觉。

之后在圣诞前的每一天,我都有一份小小的企盼,因此接下来的每一天我都过得很开心、很快乐。平安夜那天放学回家后,妈妈举着一份包装得很精致的礼盒对我说:"你看,你们老师说得还真对呢,圣诞老人果然给你送礼物来啦!"记得那时我见到礼物喜出望外,抱着妈妈开心地又跳又笑。

很多年过去后,等我明白事理的时候,终于懂得在这个世界上是没有圣诞老人存在的。即便有也远在芬兰,没有办法坐着雪橇、扛着礼物,从北欧一路跑来中国。那个给我少年时期带来过欢乐的 Santa Claus(圣诞老人),其实只是爱我的亲人而已。我的妈妈和老师,一起帮我编织的一个儿时非常美丽的梦。

长大以后我渐渐明白,有些真相是需要被蒙在鼓里的;有些实话是需要好好想一想该怎么说的。尤其是从事了医生这个职业以后,我更加深刻地体会到了这一点。

记得在医学院上学的时候,除了临床基础与临床专业课程以外,我们还学习过一门"医学人文"。在后来漫长的医疗实践过程中，我渐渐明白了，那是一门教医生如何跟患者交流、沟通，也就是教医生如何"说话"的学科。

有人不禁会问："怎么说话这还需要学吗？"作为一名医生，很多时候真的很需要说话的技巧。

作为一名专职神经科医生，经常会经历面对诸多生离死别的磨炼。职业素养让我们在了解一位患者的病史，看过他的相关检查后，便会大致明白他的疾病性质是什么，预后大概会怎样。但我想说的重点是如何去"告知真相"，才能显得更有人情味儿。

比如民间俗称的"渐冻人"，医学上称为运动神经元病，基本是无药可医，但我们不能直截了当地跟患者或家属说"你的病没治了"。比如发生大面积脑出血，特别是脑干出血，基本就回天乏术了，但我们同样不能直截了当地跟患者家属说"他死定了"；再比如一不小心发生脱髓鞘病（多发性硬化），基本会反复一辈子，如果那位患者恰巧又是在发作若干次之后才来我们这里看病，我们更不能直截了当地跟患者说"晚啦，你早干吗去了"诸如此类的话。

虽然事实确实如此，但为了让患者和家属不至于太伤心、难过，有时我们需要换一种说法。很多情况下，我们明白其中的道理，是因为我们有医学知识与医学素养；但是大多数患者不明白，或者仅仅局限于从百度搜寻来的一知半解。如何让具备医学专业知识的我们去说服那些不具备医学基本概念的他们，这是个技术活，更是个艺术活。

我这么说并不是赞同瞒天过海式地编瞎话，毕竟网络时代的信息量爆棚，有时患者或家属对于某些顽疾并非真如我们想象的那样一无所知，我只是赞同换一种更具有人文关怀情感的、陈述事实的方法。其实更多的时候，患者想要的、家属看重的，仅仅是医生的一种态度而已。

大学里学的"医学人文"经过这么多年，多半内容我已淡忘，但是有两点却令我印象深刻。

第一，作为医生要适时地学会表达同理心。第二，作为医生要学会设身处地地倾听。有了这两点，同样的转归[1]，患者体会到的却是冰冷文字与温暖语言之间的天壤之别。

一个名叫小西的女孩儿，23岁左右的年纪已经反复出现了3次脑梗死，时不时地来我们这里住院，第二次脑梗死后还出现了右侧肢体抽搐、癫痫发作的症状。刚开始黄老师带领大家讨论以后给她下的诊断考虑是血管炎引起的青年人卒中（有关于青年人卒中的相关内容请参考第二章），后来她因为血糖急剧升高，又在内分泌科被扣上了糖尿病的帽子。

每次发生脑梗死，小西的瘫痪症状就愈发严重，癫痫发作也越来越难以控制，智力也是每况愈下。为此小西的爸爸妈妈

1　病情的转移和发展。

非常焦急，特别是她妈妈，见到我们总是愁眉不展、长吁短叹。

有一天查完房，黄老师突然若有所思地问我们有没有觉得小西的身材要比同龄的姑娘矮小了许多。

小宇想了想说："是。"接着又托着腮帮子补充说："好像小西的妈妈个头儿也不大。"

沉思半晌，黄老师说，最近他一直在查阅有关文献，似乎血管炎的诊断不能包涵小西身上出现的所有症状。青年人发生的脑卒中、身材矮小、智力减退、癫痫发作、糖尿病……这所有的一切更让他觉得女孩儿得的像是线粒体病。

那时我们对于线粒体病还没有什么概念，仅限于对教科书上文字描绘的理解。当天晚上我和小宇分头去查找文献，所有网上的 case 报道看上去都和小西的临床表现十分相似。接下来按照相关文献与专业书籍的指导，我们为小西测了血乳酸水平，做了基因检查、肌肉活检，每项结果都证实她患的果然是这种被称为"线粒体脑肌病"的，较为罕见的遗传代谢性疾病。

我记得这是第一例在我们这里确诊的线粒体病的病例，最为关键的是，对于这种疾病，目前医学上尚缺乏行之有效的治疗手段，也缺乏预防再次发作的有效措施。换句话说，小西有可能随时随地再次发生瘫痪，智力亦可能下降到仅仅等同于一个儿童的水平，癫痫发作也可能越来越难以控制。而线粒体本身又是能量代谢的重要器官，线粒体出了问题，人的心脏、大脑、肌肉、肝、肾等一系列脏器的功能都会发生损害，严重者甚至会影响到患者的生命。这又是我们神经内科诸多"不治之症"当中的一种。

诊断明确了，作为医生，接下来我们面临的首要问题就是如何告知小西的家长。难道直截了当地对小西的爸妈说"你们的女儿没得治了，随时有可能会死"这样简单粗暴就可以吗？非也。

这么多年的职业生涯，虽然让我看惯了生死，但我所接受过的教育告诉我，即便决定要对家属说明事情的真相，我们仍然需要充分地表达我们的同理心。

什么是同理心？所谓同理心，就是一种换位思考的方法，即站在对方的立场，设身处地思考的一种方式。在人际交往过程中，只有具备了同理心才能充分体会到他人的情绪和想法，理解他人的立场和感受，从而站在他人的角度去思考并处理问题。

普通人的交往过程尚且需要同理心，更何况是医患之间。作为医生，我们应当也必须以我们有限的人生经验，尽我们所能，最大限度地理解发生在患者身上的种种不幸。医生这个职业需要良心、需要同情心，在告知患者病情时，我们应该注意非常仔细地调整好我们的语气、语调、语速，甚至可以通过眼神交流与肢体对话，来竭尽全力地避免信息传递过程中患者与家属可能出现的悲痛情绪与绝望心境。

特别是在告知父母，他们的孩子患的可能是没有治愈希望的疾病时，分寸的拿捏经常会令我们纠结。在本书第一章我就说过，孩子是每个家庭得以维持的精神支柱，孩子的病痛生死常常会关乎整个家庭的未来走向。俗话说"哀莫大于心死"，这时直白地据实相告，无异于晴天霹雳，其杀伤力之大可以使人瞬间万念俱灰。

于是，当小西妈妈坐在我面前时，我尽可能地让自己的语气显得放松，眼神关切地凝望着她说："你女儿的病情比较特殊，以目前的医学水平，她的病症恐怕比较难以彻底治好。"

说完我停顿下来，仔细观察小西妈妈的反应。

看得出来，听了我的话她一时难以接受，焦急地问我："医生您的意思是我女儿的病再也治不好了吗？"

我回答："要完全治好可能有难度。"

听完我的话，小西妈妈显得有点儿失望。

我接着说："她的肢体瘫痪和抽搐表现以后可能会一次比一次更严重。"

我拿出小西的磁共振片，指着上面的病灶给她妈妈看："这些地方的病变如果不能完全消散，一次又一次地累积下去，还有可能会慢慢影响到她的智力。"

小西妈妈闻言表示，家里人也发觉小西的记忆力没有以前好了。然后她开始回忆小西在没生病之前是多么乖巧懂事的好孩子，听父母话，又孝顺。在她不断絮叨的那段时间里，我看着她的眼睛，很仔细地聆听着她的每一句话。

"你说她还那么小，为什么得这种病的不是我自己？"说到这儿小西妈妈的情绪明显激动了起来，"有时我真恨自己没用，不能替女儿去生病。我活这么久做什么，眼睁睁看着孩子在那里受苦，我却一点儿也帮不上她！"她边说边开始不停地抹泪。

我赶紧抚着她的肩膀安慰道："你别急，孩子的病也不是一下就会变得很不好！"

听我这么说，小西妈妈的脸色稍微缓和了些。

"那就拜托你们了，医生！"她边说边急切地握住了我的手。

接下来我向她普及了一点儿有关于线粒体病的常识，大致告诉她这是种什么样的疾病，并且告诉她，除了大脑以外，线粒体病还有可能会累及其他部分的身体脏器。

"那我女儿会不会死呢，医生？"小西妈妈猝不及防地向我发问。沉吟片刻，我选择不去直面这个关乎生死的问题本身，而是鼓励她："就算有这种可能性也不用怕，作为医生不管是我还是黄老师，都一定会尽全力帮她想办法的！"

"有一些能量合剂比如左旋肉碱，还有辅酶 Q10 之类的药物，对她的部分症状可能会有改善作用，我们都会试着给她用用看。"我继续给她打气，"我们还会帮她查查国外的报道，有没有关于这个疾病最新的研究进展。"

听完我的回答，小西妈妈轻声说了句"谢谢"。

整个交流的过程中我都尽量使自己的语速放慢，语气平和、温柔，让自己的语言所要表达的意思显得层层递进，一边说一边观察患者家属的反应。我觉得自己好像是在一个人跌落悬崖之前给她递过去了一根救命稻草，留给她一线希望。我知道，在无边的困境当中，虽然有这根纤细的稻草，但结果依然会非常残酷。可是与骤然坠落至谷底相比，这种方式会显得更有人情味儿一些。

以后的日子，小西依旧经常来我们病房报到。正如我们所预期的那样，到了病程后期她逐渐发展到连走路都变得困难了，就算在同时服用好几种抗癫痫药物的情形下，抽搐发作仍然愈发频繁起来。

虽然小西的智力减退日益显著，但是每次见她，她总是笑呵呵的。她妈妈打趣着说她没事儿总爱冲着人傻乐，就跟个小傻子似的。

但是我打心底里觉着她笑得就像一个完全不谙世事的婴儿一般纤尘不染、单纯可爱！

小宇在我们查完房后最喜欢做的一件事情就是问小西："今天想吃啥？"

小西的回答也总是万年不变："汉堡。"

"行，姐这就给你买去！"小宇屁颠儿屁颠儿地跑出去，留下我们全组人默默地望着她的背影，竖起大拇指夸赞她的豪气。

再看看小西冲着我们乐呵呵的样子，我指指小宇的背影对其他人说："这就叫'一骑红尘妃子笑'，懂吗？"

　　时间久了之后，小西的爸爸妈妈逐渐接受了女儿得的是较难治愈的遗传代谢病这个事实，我伸出去的那根稻草，某种程度上减缓了他们心灵坠崖的速度与程度。

　　后来小西的离世也很突然，某天夜里她突然再次出现癫痫发作，抽搐得十分厉害，最后还变成癫痫持续状态。在紧急送往我院急诊室的途中，她那颗小小的心脏永远停止了跳动。

　　我们在小西离世后的第二天才得知这件不幸的事情，黄老师分析说这有可能是线粒体功能长期受损，心肌缺氧、缺血长期处于能量供应不足的状态，瞬时承受不住癫痫持续状态这样严重的应激负荷所致。

　　小西妈妈处理完小西的后事，还专门跑来看我们。

　　我记得她对我说："医生，我女儿太累了，她是时候需要歇歇了。"

　　此外她还说了一句："谢谢医生，这些年你们对她的好我们看得到。"

　　我瞬间有种想哭的冲动，作为医生，有她的这句话就足够了。

　　我们的手里永远握着那根稻草的一端，怎么把另外一端放给他们，就看我们自己。

好死不如赖活着吗

医生终日面对的，是普通人往往最忌讳、最避之不及的"生与死"这个话题。从医这么多年，我亲眼所见的死亡不计其数，很多生命从我的身边经过，悄无声息地走了。

其实一个人会得什么病，谁都说不准。

作为患者，最悲哀之处在于患什么疾病由不得你自己选择。打个比方：同样是发生脑梗死、脑出血，有些人损害的部位无关紧要，梗死出血面积不大，经过 2 个礼拜的治疗与调养，总体走向趋于平缓；但是倘若不幸发生大面积出血梗死，伴随着中线移位，昏迷脑疝，或是卒中部位恰巧位于脑干，直接影响到掌管呼吸心跳的中枢司令部，更悲催一点儿再合并个肺部感染、肝肾衰竭之类的，那患者整体病情预后肯定是不容乐观的。即便是遇到华佗再世，也只能是回天乏术。

所以我一直觉得医生能够试着去治病，但绝对治不了命。我并不是"宿命论"倡导者，虽然上面那些话显得略微悲观了点儿，可那都是实话。

我们一直说疾病大致可以分为3种：第一种是能够治疗、可以好转的病；第二种是无比凶险、立时三刻就要命的病；第三种是不死不活、来来回回折腾你的慢性病。

以上这3样，轮到你这里究竟会是哪一种，真的由不得你做主。

患有第一种病的人，运气相对较好，比如有些病毒感染后引起的脑炎、神经炎大多具有自限性，只要熬过急性期，总体情况会朝好的方向发展。

业内经常流传的一种开玩笑的说法就是，为什么大家都会觉得三级甲等医院的水平高、疗效好，什么病都知道，什么病都能治？很大一部分原因是因为患者去基层医院的时候大多是起病初期，临床症状与表现都还不十分明显，所以基层医院的医生看不出来。

等过去十天半个月患者一级一级地往上送到了三甲医院，疾病的典型症状都表现出来了，书上说的症状该有的都有，然后三甲医院的医生只需看一眼，就可以准确无误地告诉你那是什么病。家属闻言竖起大拇指："三甲医院医生的水平就是高！"

然后等病的急性期过去，再配上对症治疗的药物，患者的病情就会慢慢地好转起来，家属见了更是举起大拇指："嘿，这三甲医院就是牛！"其实说白了，是这种疾病的预后原本就比较乐观。当然，这只是一个玩笑式的比方，我们三甲医院的医疗水平的确是值得称道的。

如果不幸患的是第二种病，那结果就没那么乐观了。

曾经有个 50 岁左右的壮年男子突然发生了 70 多毫升的脑出血，不幸还并发了较为严重的肺部感染。那位患者家住上海郊区，家人发现他神志不清地倒在地上后，紧急送去当地医院拍了张 CT，发现是脑出血后，冲着复旦大学附属华山医院神经内科的名气，家属坚决要求转院。之后叫了一辆救护车，一路颠簸着从郊区风尘仆仆地赶到了我们急诊室。

当班医生接诊以后发现病人的两边瞳孔已经不等大，呼吸也不规则，已然出现了脑疝的表现，紧急予以气管插管、留置补液，还找来神经外科医生评估是否可以做去骨瓣减压手术。当班医生跟家属讲明病情的严重性后，患者的爱人直接就跪在了我们急诊室门前，哭诉着说她老公还年轻，一直都是家里的顶梁柱，这上有老下有小的，往后的日子她该怎么办，求医生一定要救救他。

当班医生和急诊室的护士赶紧七手八脚地把她拉起来，说这么严重的患者他们一定会尽全力抢救，但是根据眼下的情形判断，预后肯定不容乐观。结果不幸被言中，数小时后，这位患者心跳、呼吸停止，他爱人直接哭晕在了地上。当班医生赶紧把那个可怜的女人扶上病床，给她也开了补液与吸氧。

对于这样一种离去，在我看来最为悲伤之处在于这位患者年纪不大，而且他的去世对于家里其他人而言无疑是一种毁灭性的打击，这一点值得惋惜。除此之外对于这种重症患者以快速死亡的方式辞世，我觉得应该算是一种"好死"。

这并不是因为常年的医学生涯让我变得冷酷无情，而是类似的重症疾病看了太多会发现，至少这样的死亡算是没有什么痛楚的。这位患者如此大面积的脑出血，如果有幸保住一条命，到疾病后期，严重者可能发生反应迟钝、长期卧床，与植物人无异；轻者半身瘫痪、肢体痉挛、癫痫发作等后遗症状常无法避免，生活大多不能自理，患者渐渐会觉得自己等同于一个废人。长此以往很容易合并焦虑抑郁，偏执性人格出现，到那时折磨的不仅仅是患者自己，更痛苦的应当是家人。

很多人会说，常言道"好死不如赖活着"。的确，没有人会心甘情愿地离开这个熟悉的繁华世界，只要有一丝机会他都会拼命抓住。而作为医生，我们也总是会想尽各种办法来帮助他们活下来。可是医生不是万能的，有时我们尽力抢救回来患者的性命，可是对他们而言，这样的生命却毫无意义可言，这样的"赖活"，还有意义吗？

我一个朋友哥们儿的父亲，82岁了，房颤、脑栓塞，面积还比较大。朋友跟我打招呼说，他哥们儿家里不差钱，他爸是老干部，尽量让管床医生多想想办法照顾照顾，有什么好药、什么好办法尽管用。我说："了解了。"

朋友哥们儿的父亲来的时候就已经神志不清了，主治医生及时给他用了抗凝剂，另外辅助用了活血化瘀以及对抗氧自由基和保护胃黏膜的药物。住在我们医院的半个月里，老人家好几次在半夜突然发生血压骤降、心跳呼吸骤停之类的危急状况。值班医生通过应用升压药、强心剂、呼吸机、心肺复苏等抢救措施，一次次地把他从死亡边缘拉了回来。

命是保住了，可日子一天天过去，他依然是植物人状态。因为意识不清没有办法自主排尿，进食、呼吸也受到影响。老人身上导尿管、鼻饲胃管、气管插管等七七八八的管子插了一堆，到了后期由于合并肺部感染还做了气管切开。老年人的血管原本就脆弱，为了避免每天输液引发静脉炎等风险，护士还给他做了中心静脉 PICC 管留置手术。

刚开始朋友哥们儿来得还算勤快，我陪他去 ICU 看他父亲。见到他父亲孱弱的样子他也会抹泪，然后拜托我们多加照看老人。慢慢地他来的次数少了，听朋友说他生意忙，有很多家分店需要照顾，抽不开身。

有时路过 ICU，我也会进去关心一下老人的病情变化。望着病床上依靠呼吸机、多巴胺、鼻饲胃管流质等勉强维持着的生命，我总会疑惑，躺在那里的到底还能不能称其为一个"人"？他对于周遭发生的一切一无所知，大脑亦不能工作。人区别于其他物种的高级皮层活动统统不复存在，还失去了自主行动的能力。

眼看老人的各项脏器功能一天天地退化下去，我觉得他的生命像是一片在寒风中瑟瑟发抖的孤寂的枯叶，不知道什么时候就会凋零。望着老人在白色被单里包裹着的单薄身影，有时我会假想，如果他的大脑尚存一线思想，他会不会主动选择放弃？我觉得应该会吧。每个人都想把自己的人生过得绚丽璀璨，到了该谢幕的时候，同样应该选择华丽而庄严地退场，而不是为了那尚存的一口气息而毫无尊严地苟延残喘着。

又支撑了一段时日后，老人最终因为并发多器官功能衰竭而辞世。通知朋友哥们儿时，他显得很平静。朋友后来跟我说，其实他哥们儿对于他爸的病情并不是十分在意。老人家是高干，儿子靠着老子的身份地位拿到很多关系，赚了不少钱。另外，只要老人多活一天，他的家人就可以多享受一天干保的待遇。听完这些话我由衷地为老人感到悲哀，他的一生直到生命的最后一刻，都由不得自己做主。

很多时候，放弃对于患者而言，其实是一种放手。

同学的姑妈，快 90 岁的人了，开朗乐观、积极向上，每天一大早起床就召集一群老姐妹练舞，坚持不懈、乐此不疲。去年一次普通的体检，肺部 CT 发现了纵隔阴影，病理证实为肺癌晚期。送去肿瘤医院放疗、化疗好一阵之后，老太太的精神变得大不如前，有时脑子也开始犯迷糊，全身疼痛现象日渐显著，疼痛剧烈时甚至需要注射杜冷丁（盐酸哌替啶）方才好转。

同学让我过去帮忙看看有没有脑转移的可能，我去的时候恰逢老人家神志清晰，我劝慰她别担心，任何疾病都要"既来之，则安之"。老太太摇摇头，拉着我的手乐呵呵地说，她早就看透了人生，活到她这个岁数没病没灾的，已经很不容易了，更难得的是家庭和睦、儿女孝顺。一辈子过得那么开心，到了这时候还有什么想不开的呢。

　　每个人都会有离开人世间的那一天，她知道自己患的是目前尚无法治好的病，经过之前一番放疗、化疗的折腾，她已经被一系列恶心呕吐之类的不良反应弄得心有余悸了。虽然对这个世界还有牵挂，还有留恋，但是她不想走得太痛苦。万一真撑不住的时候，她坚决不要任何形式的所谓的"积极抢救措施"。

　　她告诉我，她曾经去医院探望过一个身患重症的老姐妹，见过老姐妹浑身插满管子的样子，就那么静静地仰卧着，身上盖着一条白单儿，没有一丝生气。她一度怀疑眼前躺着的是不是自己曾经认识的那个人，也怀疑这个人是不是还活着。护士小姐指指旁边一个小屏幕上滚动的曲线对她说："心率指数与呼吸频率都还有，各项生理指标说明她依然是活着的。"那一次探望让她印象深刻，她不想像那样苟活，因为那样活着丝毫没有尊严。

　　我很佩服老太太的心态，也理解她做出的决定。后来同学给我打电话说她姑妈走了，他们家人并未选择抢救，走的时候老太太的神情很安详，没有留下任何遗憾。

　　另外还有一些人，运气不算太好也不算太坏，患的是第三种慢性病。比如我前面讲到的罹患运动神经元病的老段和老莫，患有多发性硬化的娟，他们都是在很长的一段时间里需要带病生存着，被动接受自己每天必须与疾病共存的事实，在日复一日的时光里逐渐去接纳不那么正常的自己。

　　我在第 3 章中提到的老莫患运动神经元病已经快有 8 个年头了，我们戏谑地说他女儿小莫和他一起与病魔进行了"八年抗战"。这 8 年来他依次经历过肌肉萎缩、四肢瘫痪、吞咽费力、呼吸困难，直至最后做了气管切开，长期依靠呼吸机辅助呼吸。全身只有头颈部分尚可以活动，但是人一直都十分清醒。

　　这样一个漫长而清醒地经受病痛折磨的过程，天知道老莫是怎样慢慢煎熬着硬扛下来的。这个在普通人眼里看来是常年卧床的废人，在我看来却比很多正常人还要积极乐观。每天他会用眼神指挥他家的小保姆帮他拿过书来看，没事儿的时候还要听听新闻、看看电视剧，顺便关心一下时政，时间久了甚至习惯了运用气声来进行交流。有时他来我们这里复诊，还会给大家讲笑话。每次听着他磕磕巴巴地讲完笑话之后，我们都不约而同、会心地配合着哄堂大笑，不然老先生还会当场甩脸子，表示不乐意！

　　当然他这种对于疾病的泰然处之、若无其事的良好心态与他女儿小莫的孝心也不无关系，很多时候来自家人的支持与鼓励就是一剂良药。

　　所以说当疾病到来的时候，如何正确对待也是一门学问。面对病魔你是一味地自怨自艾、自暴自弃，还是勇敢地面对，这都是作为患者自己的选择。既然疾病找上了门，我们就需要学会接受现实。很多患者在刚刚得知诊断结果的时候总会先持怀疑态度，我怎么会得这种病呢？更多的时候会慨叹人生，为什么这么倒霉偏偏是我呢？

　　短时间内有这样的心态是可以理解的，但时间长了，还是需要从长远来考虑。之前我说的多半是如何平心静气地接受"好死"，但对于这第三种慢性病程，既然一时半会儿好不了，前方又有很长的路要面对，那就应当学着接受现实，接纳变得不太完美的自我。疾病既然已经轮到了你的头上，就算是赖活着，也要学会尽力去做最好的自己。

　　张海迪高位截瘫后依然对人生充满了信心，翻译出 10 万字的小说，还创作了自己的文学作品；游泳运动员卢东因为一场车祸失去双臂，却依旧身残志坚，日复一日地训练，用脚吃饭，用脚打字，没有双臂就练习用双腿来维持在水中的平衡。他们便是做好自己的最佳典范。

　　其实生命是一门学问，生病是一种无可奈何，而如何"处病"更像是一场哲学思考。

　　作为一名医生，我认为对待疾病的正确态度是：

　　1. 对于尚存希望的，我们需要拼尽一切力量去挽救。

　　2. 对于应该放弃的，我们应当适时地学会放手。

　　3. 对于剩下那些必须带病生存的，我们更应当帮助他们去战胜并且接受自己，重新树立对未来生活的信心。

　　我们要时刻谨记，医生大多时候能做的就是"有时去治愈，常常去帮助，总是去安慰"。

　　很多时候，老天爷就是喜欢跟我们开玩笑，但是有句话说得好——"天无绝人之路"。

Chapter 12

神经科女医生的
无悔青春

在我看来，女人应
当有一份可以称之为事
业的工作。工作代表的是社
会对你的一种认可，同时会带给
你一种充实与满足的幸福感。但是我认
为女人与男人最大的区别就在于，
作为女人更应该懂得生活。

做医生的本事之一
就是睡觉不能睡得踏实

我为什么会学医？其实，走上医学这条路，并不是我自己的选择，而是我爸的选择。

高中的时候我偏科特别严重，语文、英语、历史之类的文科成绩门门名列前茅，作文更是我的强项，不论何种命题、何种类型写起来都是手到擒来。记得那时我的作文经常会被教语文的班主任拿来作为范文在课堂上朗读，也经常会在各种名目的作文比赛中获奖，为学校争光。

而数学、物理、化学之类的理科相比之下就相形见绌了。数学还好，最要命的当数物理这一项，几乎每次大小考试总是在及格线附近徘徊，基本属于我高中时期的弱点。所以高三时我进的是文科班，而且我最初的志愿是复旦或北大的新闻系或英语系之类充满文艺与浪漫主义气息的专业。毕业班老师也建议我考虑这一类契合我个人偏科特色的学科作为第一志愿，然而我爸的夙愿却是让我报考医学院，因为不能进医学院是他这辈子的遗憾。

曾经我爸的伟大抱负是成为一名身穿白大褂、手持手术刀的外科医生。但这样的崇高理想被一个残酷的现实无情地击碎了，因为他偶然间发现自己晕血。于是，他就决绝地把这个他未能实现的理想转加到了他女儿——我的身上。

上了大学我发现，除了大一学的基础课以外，医学院校需要用到的理科思维果然比较少，大部分课程都是要你死记硬背后才能慢慢消化的。后来我一直对为何高考要把医学放在理科专业范围进行选择十分不解，因为在我看来，学医更多需要的是文科思路。许多人都会说医学专业很辛苦，每本教科书拎出来都有砖头那么厚。而对于我来说，背书应该属于得心应手的事情，这大概也是为什么后来我能一路读到博士的重要原因之一吧！

要说医学院校的课程到底有多么繁重，我在网络上看到过一个笑话：有一对小夫妻新婚宴尔，某天晚上女生对着男生撒娇说："老公，我睡不着，你给我讲个故事吧！"于是男生就开始讲："记得在很久很久以前，有个青年，他在医学院上学，毕业以后，有一年他参加了执业医师考试。他考了生理学、生化学、病理学、药理学、免疫学、微生物学、预防医学、医学统计学、卫生法学、医学心理学、医学伦理学、内科学、外科学、妇产科学、儿科学、眼科学、耳鼻喉科学、神经病学、精神病学……"男生滔滔不绝地讲着，可是他还没讲完，他妻子就睡着了。

这虽然是一则笑话，但真实的情形也确实如此。那天我闲来无事随手翻了翻保留的大学课本和当时的课程安排表，真心有些后怕。不知道我当时是怎样"一步一个脚印""勤勤恳恳"，一路抱着佛脚学完所有课程的。

按照复旦大学医学院的规定，一个临床医学学生 5 年本科生涯的学业安排，首先要接受为期 1 年的通识理论教育。这其中包括高等数学、普通物理学、普通化学、化学实验学、有机化学、现代生物科学、大学英语教程、计算机网络与多媒体、VB 程序设计等纯基础课程。

在我看来，这第一年的基础课学习基本是对高中 3 年的理科知识作了一个总结性的回顾，对于理科偏弱的我来说简直是一种相当痛苦的经历回顾，在以后几年的医学生涯里，我也一直没有搞懂大一时学的那些高等数学与化学实验等课程，对后来成为医生有什么帮助或必然联系。

一直以来我都属于考试发挥型选手，说通俗一点儿说就是"临时抱佛脚"的典范。并且我的抱佛脚功力颇深，每次在抱完以后都能顺利地取得不错的成绩，这让我感到十分欣慰。我并不是那种平时踏实努力，天天抱着专业书猛啃，并且很有学习计划的那一类严格意义上的好学生，我的好成绩都要归功于临考前那几天的突击。

对于这一点我同寝室的闺密们常常表现得既羡慕又不屑，羡慕的是我与生俱来的"抱佛脚"本事，不屑的是我骨子里不太用功，在她们看来我的好成绩并非缘于平时细水长流式的勤奋。后来我被保送研究生并且直接硕士转博士，读完5年硕、博阶段的课程后，我对一直很好奇我为什么会一路读到博士的人们说，如果不是因为大学时抱佛脚成绩不错，获得了直升的名额，打死我也不会去参加国家举办的研究生考试。因为归根到底我是个比较懒惰的人，只会对自己感兴趣的事情去花精力与时间。

值得一提的是，医学院校的考试非常看重英语，英语成绩往往会在每个学期末的绩点总评里占相当高的比例。而英语一向是我的强项，这也为我的综合成绩加了不少分。

在大一相对枯燥无味的基础课程结束后，大二这一年医学院的课程安排，有系统解剖学、细胞生物学、组织胚胎学、生物化学、有机化学实验、生理学、免疫学、微生物学、局部解剖学、病理解剖学、卫生法学等。

印象中这一年我们和显微镜打交道的时间比较多，因为类似于细胞生物学、组织胚胎学、微生物学之类的学科都需要我们在显微镜放大N倍数的条件下，拼命睁大眼睛去寻找那些形态学上的差异。我这个人有个毛病就是，不能眯着一只眼睛用另外一只眼来单眼视物，看的时间久了就会犯晕乎，这就直接导致了我在显微镜下寻找那些细胞与胚胎结构上的失败。幸好这种需要显微镜的实验性课程往往是通过两个人搭档来寻找结构的，这就大大减少了我在此方面严重缺陷的暴露。

大二伊始我们就接触了诸如系统解剖学和局部解剖学等一系列口味偏重的学科，许多同学在上这两门课的时候情绪都表现得十分高涨。系统解剖学给我们展现的还是非常平面的、十分抽象的概念；告诉我们人体包括消化系统、呼吸系统、泌尿系统、生殖系统、循环系统、神经系统、运动系统、内分泌系统八大系统；给我们展示了一堆椎骨、胸骨、肋骨、颅骨、上肢骨、下肢骨以及相对应的面肌、咀嚼肌、咬肌、背肌、胸肌、腹肌、膈肌、上肢带肌、下肢带肌等骨性肌性结构。

我曾经一晚上都对着那本厚厚的、五彩缤纷的解剖学图谱犯愁，不知道怎样才能用最短的时间，以最高的效率把那些花花绿绿、名称各异的东西统统刻入我的中枢神经系统——大脑内，以应付第二天的抽查或者考试。所以我经常在图书馆里一边咬着笔杆死记硬背，一边在那里咬牙切齿地琢磨，这种图片好端端地把一个人分解成一块块的肌肉组织与一根根的骨骼神经，然后还要麻烦我们记住这些纷繁复杂的名词，真是件很残忍的事，同时也对发明此项课程的前辈表示十二万分的敬意。

直到下半学期开始学局部解剖学，我才意识到，之前系统解剖学上的内容相对于局解（局部解剖学的简称）来说不过是小菜一碟，小巫见大巫而已。都说局部解剖学是基础医学与临床医学间的桥梁，所谓局部解剖学就是拎出人体（一般为志愿者生前捐献的遗体）的一个部分，然后让你由浅入深地分清楚哪里有多少种组织结构、多少条神经、多少块肌肉。

上课的时候大多是以小组为单位，学号相近的 4 个人分为一个小组。由于自愿捐献遗体来源日渐稀缺，遗体变得十分宝贵，常常是两个小组才能作为一个单位共享一具遗体。一组左半身，一组右半身，一节课一个范围，根据老师的要求找到相应的解剖结构所在。

总的来说，这门课程属于高难度的技术活，也往往是今后热衷于从事外科事业的男生们的最爱。作为抱定宗旨打算日后投身于内科事业的女生们来说，普遍对这门课程没有太多的热情，只需要在男生用解剖刀做完剥离与分解之后，大致了解一下各个肌肉与神经结构大概是什么样子，以便能够在考试中比较准确地找到并且说出答案即可。

所以这门课上较为常见的景象往往是，女生们盘腿抱着课本，照本宣读解剖入路以供主刀的男生们参考；男生们则每堂课轮流主刀，挽起袖子解剖尸体，层层深入至局部，最终找到那些神经、肌肉所在的部位。而我常常就是戴个口罩，抱着书本读书的那一个。进过解剖教室的同学都知道，戴口罩主要是因为那里的福尔马林味道实在是太刺鼻了。

局解课其实非常考验主刀选手的动手能力，解剖刀大多锋利无比，一不小心没看清楚就会挑断你需要找的那根肌腱或关键组织结构。最夸张的是，有一次某小组里某位动手能力一般的男生主刀，没想到在分离肌肉层的时候刀锋一个上挑，硬生生将一块肌肉组织挑飞了。

那块十分幸运的肌肉组织直接贴到了旁边正在宣读课本的，我们寝室一位极其爱美的 L 小姐白净的脸蛋上，吓得她花容失色。在弄清楚是什么东西飞到她宝贵的面庞上后，L 小姐当晚在盥洗室内洗了不下 20 次脸，几乎将一瓶洗面奶都用尽了，仍然觉得自己脸上存在某种异物感。随后她信誓旦旦地赌咒发誓说，接下来的 3 个月内，绝不再吃肉。这件事也成为以后几年里，我们拿来说笑和调侃 L 小姐以及那位男同学的谈资之一。

最值得一提的就是局部解剖这门课的考试，考试内容一般为考官老师当场报出 15~20 个人体组织结构的名称，要求学生在规定的时间内从尸体上找到那些结构，并正确指给主考老师看。由于尸体有限，解剖教室白天都要用来上课，所以复习这种事情就只能放到晚上。

记得那时的解剖教研室在东一楼的底楼，我们的东一楼是一幢较为古老的大楼，阴气颇重，通往解剖教室需要经过一扇朱红色的大门，再走过一段暗黑的长廊，解剖教室就在走廊的尽头。

白天的时候还好，到了晚上，月黑风高，配上长廊里幽黄昏暗的灯光，立马就有了鬼片里那种令人毛骨悚然的感觉，复习的时候女生们往往是结伴前往。某天晚上我和同寝室的闺密相约去解剖教室复习尸体，由于闺密的基础知识实在是太过薄弱，我们俩就在那里默默折腾了许久。猛一抬头，发现房间里其他人都走了，只剩下我们俩可怜兮兮地对着躺在那里的 8 具尸体，周遭的气氛变得静谧而又诡异。

那段时间正好有部叫作《医生杜明》的小说十分流行，我们恰巧刚看过这本小说，对解剖教室与福尔马林的气味正处于敏感期。闺密小心翼翼地拉拉我的衣角说："时间不早了，咱们是不是也该走了。"我立马点点头拉着她的手一路狂奔，逃一样地跑出东一楼，生怕那些躺着的人们会起身出来追我们似的。直到又看见路灯下骑车说话的同学，我们俩才重新恢复镇定，佯装面不改色心不跳地回宿舍睡觉。

到大三的时候，除了寄生虫学、病理生理学、药理学、医学伦理学、中医学、卫生统计学、医学心理学之类的科目外，诊断学、内科学、外科学之类的重头戏纷纷闪亮登场。记得大三那一年我常常对着那些砖头一样厚重的医学大部头"望书兴叹"，喟叹我此生为何如此不幸，需要将如此繁复的书本逐字逐句地进行背诵。由于对里面的内容还没有上升到理性认识的高度，只能生吞活剥地将那些大厚本里的话进行理论上的强记。

到大四那学期开始，内、外、妇、儿、眼、耳、鼻、喉、神经、精神等一系列临床课程轮番登场。所幸除内科学与外科学之外，其他的临床课本都不是很厚，记忆起来也相对轻松。曾经有很多人问我为什么当初会选择比较"偏门"（冷门）的神经内科作为自己的终身专业，对此我给出的比较官方的回答是：神经内科一直以来都是复旦大学附属华山医院的强项科室，历史悠久，阵容强大。

其实当初我选择它是因为看到神经科的教材比较薄，只有小小的一本，学习起来比较轻松，也让我觉得十分有趣。但真正进入这个专业领域，踏进复旦大学附属华山医院神经内科以后，我忽然发现原来神经病学相关书籍里居然隐藏着那么多本大部头。这是我之前没有料到的，也让我有一种"原来上当了"的感觉。

再往后，便进入了为期一年的实习期。其实在本科入学伊始，我们就被编入了不同的班级，不同的班级代号就意味着我们将来会去不同的医院实习。1班、2班进中山医院；我们3班的实习就在华山医院；4班人数相对较少，就去华东医院。

现在回想起来，当年的实习生涯真是一段非常值得怀念的岁月和经历。很多同学可能会觉得当时华山医院的带教老师很严格，护士小姐姐很凶恶。但比较幸运的是，我遇到的大都是十分有趣的老师和温柔美丽的护士小姐姐。在前几章里我多次提到的我们病房的护士小易，也是我在实习的时候认识的。随着后来进入神经内科，在同一个战壕里作战，这种情谊越来越深，并日渐得到巩固，我们俩的革命友谊就这样一直保持了这么多年。

我在序里也提到过，就在实习的最后一个月，我甚至彻底改变了我的专业方向，选择了神经病学作为我从医的最终方向。

实习那会儿我们小组最先去的是外科。在外科实习的时候，我们大部分的时间是在那里狂写病历或者协助上级医生上台拉钩。拉钩就是指外科手术中，主刀医生把患者的皮肤肌肉切开以后，需要助手用钩子将皮肤肌肉分别往两边拉开撑住。这样才能暴露出足够的手术视野，要不然就只是一条手术切口而已，是没有办法做手术的。

虽然拉钩不是什么技术活，但也非常考验我们的体力与耐力。尤其对于女生来说，实在是一项异常痛苦的活。因为肌肉会收缩，所以我们必须花很大的力气拉住才行，一台手术下来，拉钩的实习生们大多累得够呛。如果遇到需要 6~7 个小时的大手术，中途还会要求换人。

记得有一天周六的大半夜，送来了一位外科急腹症的患者，需要紧急开台手术。那天正好是我跟着带教老师值夜班，周末值班都是值全天。白天我们俩已经忙得晕头转向了，刚想躺下歇会儿就被直接叫进了手术室。

那一晚的拉钩体验让我终生难忘，我觉得自己已经使出了平生最大的力气拽住那个不听话的钩子了，结果老师还是不时地提醒我："力气用小了！"并笑话我"小姑娘就是不行啊，以后干干内科算了！"

接下来的 1 个多小时，站得我只觉着眼前金星直冒，简直快要当场晕厥过去了。带教老师发现我面色不对，问我是不是不舒服。

我有气无力地回答："老师，我晕。"

说着眼看就要直挺挺地倒下去，总值班见我这副摇摇欲坠的样子，赶紧让我下台去休息，说可能是站得时间太久的缘故，有点儿直立性低血压，千万别休克了才好。他让带教老师打电话给其他病房，借调一个男生过来继续手术。

躺在手术室走廊的沙发上，我大口喘息着，感觉自己只剩下出的气儿，没有进的气儿了。同时十分不争气地对自己未来的职业生涯进行了总结，异常清醒地认识到了外科这个专业非常不适合我和我的身体，这辈子我就是个内科医生的命，并决定从此不再做抗争。

后半段在内科的实习过程体力上相对较为轻松，用我们小组组长同时也是我们班长的话来说，我们这组属于"先苦后甜型"，在外科充分锻炼了体力，到了内科就全然没有压力了。内科的实习虽然在体力上轻松些，起码不用站台，但是从精神的紧张度来说，并没有丝毫松懈。

第一站我就被分派到了心内科，在心内科的2周里我充分体会到了什么叫作分秒必争，也第一次看到了患者猝死，体会到了死亡的残酷与作为医生的无奈。因为心脏是人体的核心，如果心脏出了问题，人随时随地都可能会失去性命。

那时我的带教老师是一位很有气质的女医生青，她是出了名的认真负责。每次我和她搭班，吃过晚饭后青老师便会坐进监护室。监护室里躺着的一般都是诸如心肌梗死，或者室性早搏二联律之类的重症患者，她总是丝毫没有懈怠地牢牢盯着那些心电监护器，一盯就是一夜。

我则半梦半醒地在旁边陪她看着那些毫无生气的屏幕，时而瞌睡虫来袭，便东倒西歪晃着。瞬间惊醒了瞥一眼，青老师依然保持着之前的坐姿纹丝不动，我也赶紧调整一下自己的姿态，努力向她看齐。

她意识到我的动静，回头对我说："你要是撑不住，就去找个躺椅来躺着吧，那样会舒服一些。"

我摇摇头说："老师可以撑得住，我也一样撑得住。"

青老师笑了："这已经是我的职业习惯啦，你还刚开始，需要慢慢锻炼。"

说完又转过头去继续盯着那些监视器上跳动着的心电曲线。

有一天晚上一位室颤患者突发阿-斯综合征[1]，出现剧烈的四肢强直抽搐，心率也一下加快到了每分钟300多次。青老师二话不说，以百米冲刺的速度飞奔到他的病床边，卷起袖子打开除颤仪，就开始电除颤。

看着她熟练地往除颤仪电极上涂导电膏，稳稳地举着两个电极板，并嘱咐我们注意与操作床保持距离，然后麻利、漂亮地完

1　即心源性脑缺血综合征，是指突然发作的严重的、致命性缓慢性或快速性心律失常，产生严重脑缺血、神志丧失和晕厥等症状。

成操作的时候，我觉得我的老师在那一刻简直帅呆了，并且对她的崇拜顿时无以复加。从此也让我意识到心内科是颇为神圣的科室之一，不是一般人可以驾驭得了的，对心内的女医生们也更多了份敬畏与尊敬。

转完心内，来到内分泌科后，我们的任务就变成了每天定点给患者打胰岛素和测血糖。很多时候，天还没亮就被护士小姐姐喊了起来。要么是打胰岛素的时间到了，要么就是测血糖的时间到了。

总之，在内分泌轮完一圈以后，我们所有人对这个专业的认识也就大多禁锢在了打胰岛素和测血糖这两件事上。而这两件事情之间又有着千丝万缕、不可分割的联系，因为胰岛素究竟需要打多少单位才算合适，要以患者测出来的血糖值为基准。如果打得少了，血糖控制不住，打了也是白打；如果打多了变成低血糖，那就更严重了。所以千万别小看了打胰岛素和测血糖这两样，绝对是门技术活。

另一个让我印象深刻的科室就是感染科，华山感染科也是我们医院的一大强项与骄傲。那里有我们殿堂级的泰斗温兴华教授，有关温老教授的神奇故事一直在医院范围，甚至社会上广为流传。比如社会上流传着一种说法就是：不管什么病，只要温老师用他的那双慧眼瞧一下，便能得出正确的诊断。

在我的感染科实习期间，带我的就是温老师的弟子陈老师。陈老师为人十分和蔼可亲，每天热情满满地带我查房、写病历、做腰穿。经过感染科的熏陶以后，我的腰穿技术基本过关，这也为我日后从事神经内科打下了扎实而良好的基础。

陈老师人好，对工作也特别负责。记得有一次我是晚班，又逢周末。一般周末的值班都会比较繁忙，经过了白天的忙碌后，晚上我和陈老师都觉得很累。于是我就去女医生值班室躺下了，而他去男医生值班室继续写标书。

半夜某床的患者出现了突发情况，护士来我这边敲了两下门我没醒，就又跑去找陈老师。天知道那时是不是年轻的缘故，我居然有过如此好的睡眠质量。

第二天早上我神采奕奕地对陈老师说："昨晚患者好像还算太平啊！"

陈老师悻悻然说："那是因为你睡得太死。"

然后他教育我，作为一名医生，睡觉千万不能睡得太踏实，要有能睡、能醒的本事。于是在接下来的医生生涯里，我再也没有睡得那么踏实过，并且总是与失眠纠缠不休，甚至一直与之为伴。

最后一站在神经内科的实习，直接决定了我日后的择业和归属。实习时的夜班虽然辛苦，但是在今天看来也不乏温馨的场面。那时老师们都会有夜餐券，每次到晚上 10 点左右就会发给我们两张，让我们去食堂吃夜宵。不知道是以前的生活比较清苦，还是欢乐阈值比较低的缘故，记忆里那时的夜宵总是非常好吃，每次都令我们这些学生十分满意。冬天值夜班的时候，如果碰巧病房有护士叫个外卖之类的，也会帮我们叫一份。比如街边的麻辣烫之类的，在值班累了、饿了的时候，吃上一碗，那种感觉真是异常的美妙与舒畅！

我每每想起这些来，心底总会涌起一股淡淡的暖意，对那段逝去的时光依旧充满深深的留恋。

在这一节的最后我一定要提的就是对我医学工作生涯影响最深的黄老师。他每一天都过得很忙碌，从早上 7 点半来到医院开始，就安排好了一天的工作。进入病房之后，他向值班医生了解前一天晚上患者是否有特殊情况发生，再查看一下新出的化验结果，之后就带领手下的住院医生、进修医生还有研究生们开始早上的查房。

查房间隙，他总是会收到若干条短信或者接到若干个电话，全部都是来找他看病的亲戚朋友或者领导同仁。总之，就是夹杂着层层复杂社会关系的各种各样的人，分别要求和他预约见面的时间。

黄老师查房的时候总是十分细致、十分认真，问病史、体检后总会习惯性地和我们一起就患者的定位、定性等问题讨论好半天。等他终于把病房的琐碎事务全部料理妥当，便要去接待那些和他预约好的患者。而当他终于忙完了，在去往办公室的路上，极有可能又会被其他科室的同事们"劫"走。他们经常说："走，兄弟，去咱们那儿帮忙会个诊吧！"对于这样的要求，好脾气的黄老师总是来者不拒。

等他忙完所有会诊，上午的半天时光在不知不觉中就所剩无几了，紧接着就是简单便捷的午餐时间。吃完午饭小憩片刻，马上就开始了下午半天的门诊，门诊中间间或有些排不上号的新老"粉丝"们纷纷涌入他的诊室要求帮忙加号。这期间可能还会有电话或者短信"骚扰"，大多是请他抽时间去本院或外院看患者的。

等到门诊终于结束的时候，外面的天色早已暗下来。黄老师回到实验室，继续分析他的数据报告，阶段性地总结研究文章，同时听学生们汇报课题进展。

他说："这些工作都是为了能够在更高层次的杂志上发表论文，也是为了能申请到更高级别的科研基金而必须要做的努力。"

他总是这样教育我们："记住，在我们这样的医院，科研教学之类的工作往往与临床工作同样重要！"

等这些实验室的活儿全部做完以后，他才能放心而满意地踏上回家的路。

黄老师的爱人是另外一家医院的妇产科医生，和黄老师一样业务繁忙。妇产科女医生的工作强度往往堪比外科，常常是上了一台大手术，几个小时都下不来。

　　他们俩的平常生活就这样日复一日、年复一年地周而复始着，这就苦了他们的宝贝女儿男男——经常见不到爸爸妈妈。有时一个人忙不过来，黄老师还会把男男带来医院让我们帮忙照看一下，我和小宇很高兴陪男男玩儿。

　　小宇很喜欢男男，只要男男来，她总是慷慨地跑去买一大堆好吃的。男男也喜欢来我们这边，每次来都嚷嚷着要找小宇阿姨。只要小家伙一来，我们的值班室总会变得很热闹，嘻嘻哈哈地好像过节一样。

　　一天晚上，黄老师和小宇一起在病房值班，而黄老师的爱人又恰巧出差去了外地，于是男男被送去了她外婆家。哪承想晚上男男突然发起了高热，到了半夜热度仍然一个劲儿地往上蹿。男男的外婆慌了神儿，赶紧把她送来医院找黄老师。护士小易帮男男打了一支退热针后，又挂上了盐水，小宇也让出值班室床铺给男男睡。看着男男烧得红通通、汗涔涔的脸，小宇自告奋勇，衣带未解地照顾了男男一夜。

　　第二天早上男男的热度似乎退了些，她外婆过来接她回去继续休息。因为男男的妈妈不在，小易告诉黄老师，每天下班之后自己都会去他家帮孩子打针，让他不要担心。

　　医生的家庭往往就是这样，当你正忙着医治别人的亲人，帮助他们解除病痛的时候，最有可能忽略的便是自己的家人。

后来我对小宇说，其实她挺适合去幼儿园当老师的，以她这种资质，做医生简直是一种对人才的浪费。

所有医生的生活可能都是这样慢慢地熬过去的，内科医生如此，外科医生更是如此。

每天下午5点左右，是一般人准备下班的时间，而我们的外科医生们可能正在赶往手术室接台、开刀的路上；每天晚上10点左右，是一般人准备上床休息的时间，而我们的外科医生们可能仍然在手术室里默默地奋战着；每天凌晨时分，一般人尚在梦境的时候，我们的外科医生们可能又要早早地起床，准备迎接新一天工作的来临……

我的人生观：
凭着自己的良心干事儿

首先我觉得很幸运的是，自己是一个女人。

因为是女人，我不用背负太多压力；因为是女人，我有借口、有理由在觉得累的时候放慢脚步歇一歇；因为是女人，我可以在觉得委屈、失落的时候放肆地大哭一场；也因为是女人，我可以在面对不想做的事情、不喜欢的人、不想去的应酬的时候，较为随意地说出"不"字。

如果换作男人，由于社会对性别的差别对待，我想他在做所有上述事情时，会顾虑更多，也更不容易由着自己的性子吧。大家普遍的观点认为，男人天生应当是强者。

我爸骨子里有很严重的重男轻女思想，当初没有生一个儿子对于他来讲简直相当于一场灾难，所以从我很小的时候起，他就爱用对待男孩子的标准来对我进行严格培训。比较幸运的是，我一直是个比较懂得内心自我调节和警醒暗示的人，并且非常清楚应该如何与他的高压政策进行合理抗争。

在我看来，女人应当有一份可以称之为事业的工作。工作代表的是社会对你的一种认可，同时会带给你一种充实与满足的幸福感。但是我认为女人与男人最大的区别就在于，作为女人更应该懂得生活。只会工作而不注重生活的女人是悲哀的，因为她从来就不能体会到上帝把她创造成为一个女人，其实就是要让女人去享受各种各样的生活经历带来的那种美妙与快乐的感觉。

我从来不掩饰自己对美丽的东西与美好生活的热爱，因为这些都能让女人变得更有气场、更有自信，也更具有女人味儿，何乐而不为呢。我从来不否认自己对美食、美景的热衷，一杯热气腾腾、香甜可口的咖啡；一份烤得恰到好处、无比美味的鹅肝；外加远处令人心旷神怡的一片风景，这就是我们生活的乐趣所在。如果再有一部好的电影，一篇好的文章，外加一曲好的音乐，那简直就是再完美不过的人生。闲暇时插一瓶花、点一炉熏香，这些也许会被有些人嗤之为小资、理解为庸俗的事情，却可以让我感动好久。还有香水，一款合适的香水犹如女人的一件外衣、一个符号，它的存在只为了时刻提醒着，你是一个女人。

对于生活超乎寻常的热爱与感悟，更决定了我不能如我爸所愿，成为一名合格的科学家。在我的认识里，科学家大多需要耐得住寂寞，在实验室熬过漫长的岁月，才会有惊人的成就，任何伟大的发明创造必然要与等量的辛勤汗水联系在一起。

在学校攻读硕士、博士学位，没日没夜埋头实验却屡屡受挫、灰心丧气的那段日子，也让我逐渐领悟到，这辈子我可能都没有勇气去成为一名合格的科学工作者。但是，虽然当不了科学家，幸好我可以拥有自己喜欢的工作，我也很愿意将我生活之外的时间投入我所拥有的那份不大不小的事业。

我会认真地对待我的每一位患者，他们也会对我报之以信任；我会抽出时间来阅读国外最新的研究进展，然后撰写 SCI 文献，发表在分值还算不错的杂志上；我亦会认真参加国内外专业领域的会议，仔细聆听每一位专家的专题报告，从中吸取精华，让自己的学术知识得以丰富；我也经常会思考近期应该做些什么样的科研课题等。我曾经顺利获得过业内含金量较高的国家自然科学基金。总之，我喜欢并且擅长去做的是那些尽我所能后可以完成的事情。

作为医生，这么多年来我一直对义诊这件事充满异乎寻常的执着热情。尤其是那些可以深入基层、不以博眼球为目的，真正可以服务于普通大众的活动，我会具有强烈的参与欲望。面对面地去帮助那些真正需要关心的普通大众，让我有一种由衷的成就感。由于我的专业领域是癫痫方向，借着中国抗癫痫协会这个十分有意义的组织，我已经连续多年参与进驻到内陆省份的大型义诊活动。通过这类活动，让从小身处上海的我充分了解到，原来今时今日的中国，还有那么多相对不发达的地区需要我们去提供更多的援助。

记得 2013 年我们曾经到过遵义下面的仁怀县，在那里的人民医院为当地群众开展义诊活动。那一次排队候诊的老百姓非常多，我们从早晨 8 点开诊，一直到下午 1 点多。很多参加义诊的医生累得嗓子哑了，却连喝口水的时间都没有，因为还有很多从更偏远地方赶来的群众在那里排队等候。

有一对夫妻在听说了我们的活动后，妈妈牵着大一点儿的儿子，爸爸直接把小女儿背在背篓里，然后全家走了很远的路来到县城。孩子的妈妈患有癫痫病很多年了，赶了那么久的路就是为了让来自大城市的医生帮她瞧一眼病情。

望着朴素而简单的一家四口，不知道为什么，我有些唏嘘感慨。当时口袋里正好装了几块糖，于是我取了两颗塞在那个男孩儿的手里。男孩儿接过糖，怯生生地躲到妈妈身后，只露出两只亮晶晶的眼睛，小心翼翼地偷看我。他看我时的眼神，至今依然异常清晰地印在我的脑海之中。类似的经历与体会，真的会令人终生难忘。

2015 年的五一期间我不慎摔伤了尾骨，那次意外所造成的痛苦时至今日仍在影响着我。那时我已经是中国抗癫痫协会青年委员会的副主任委员之一，每年都带队奔赴中西部地区，开展大型西部行支边活动。那年西部行活动到来之际，也正是我伤情最为严重的时期。

　　去还是不去？在经过短暂思考后，我听从了闺密的建议，从淘宝上淘来了学名叫"充气减压坐垫"的宝贝。带着这样一个中间挖空的圈状坐垫，我踏上了前往西部地区的动车，辗转了4个多小时后和我们的小分队会合了。背着那个被我的"战友们"戏称为"马桶圈"的坐垫，我照样做演讲、看门诊，和大家一起完成了为期3天的义诊任务。

　　在那短短的3天里，但凡有休息时间我就会去找一个能让我不用坐得那么直的地儿，乘机休息一下久坐后变得生疼的尾骨，有时忙起来甚至忘了自己还身负尾骨损伤这回事儿。中国抗癫痫协会秘书处的老师每每看到我随身自带的那个坐垫，总会玩笑着说："这将是我们义诊'长征路'上浓墨重彩的一笔，值得纪念！"也有人曾经问过我，既然受伤了为什么不选择休息。我回答说，只是因为不想错过，没有其他。

　　是的，不想错过任何一个可以真正为人民服务的瞬间。也许这个理由看上去很冠冕堂皇，但不管别人怎么想，这是我最真实的想法。

　　我一直认为，医学是需要点儿奉献精神的。医生这个职业蕴含了较为深层的、高尚的道德意义，说得通俗一点儿就是，有可以救死扶伤、普度众生的意思。我一直认为，选择从事医生这个行业也就意味着，你不是奔着赚钱与发财那条致富之路去的，医学界谈得更多的是理想、道德、抱负、牺牲精神。这话虽然看着是矫情了点儿，可它确实就是这么回事儿，当你选择穿上白大褂的那一刻起，你就完全是在凭着自己的良心干事儿。

在我还是医学生的那个年代，医生是一个十分受人尊敬的职业，老百姓看见白衣天使总会打心底里油然而生一种崇拜感。记得我实习那会儿，不论是换药还是拆线等诸如此类技术含量并不算高的活儿，也总能换回患者及家属一句发自肺腑的"谢谢"。

不知从什么时候起，这些感谢没有了，医疗行业也逐渐变得与血腥、暴力沾边儿。所以我由衷佩服那些时至今日仍毅然选择将医学作为自己毕生事业的孩子们，尤其是那些时刻身处医院临床第一线的小医生们。就算是我自己，现如今在面对病患的时候仍然会时不时有种如履薄冰的感觉。

作为医生，从我们选择穿上白大褂的那一刻起，我们全凭自己的良心做事。这么多年来，我最大的快乐来自看到自己主管患者的身体一天天好转，最终康复；最大的满足来自患者及其家属临走时对自己说的那声"感谢"。越来越多患者对自己的信任与肯定，是让我们坚定地在医学这条道路上走下去的原动力。

我们每一个人活在这个世界上，都需要成就感，那是对每一段人生自我价值得以实现的一种肯定。而这种成就感往往都体现在工作中，也只有通过劳动与事业才能获得。

虽然我认同强烈的成就感与使命感多源于工作，但我还是要说，应当在我们的工作之余，腾出足够的时间去好好生活。在我的概念里，工作应当是为获得更好的生活而服务的，永远都不能本末倒置，尤其是女人。

每个人的人生都是由自己选择的，你有足够的自由去选择适合自己的任何一条道路。也许对于事业当先的女性来说，只有不停地工作才能刺激她们的荷尔蒙，从而使幸福感激增。此亦无可厚非，女强人也有适合她们的生存法则。

当下社会上对医生存在诸多的偏见与误解，很多衣着靓丽的白领或其他拥有光鲜外表的职业女性们会直接对医生，尤其是女医生表示出些许藐视的态度。她们往往沾沾自喜并且自负地认为女医生大多只知道工作，不懂时尚，不会打扮，这其实是一种误解。

在这里，我要为女医生们正名。我认识的很多女医生活得很优雅，很有品位，也十分精致。最重要的是，医学属于一门技术活，需要长期的积累与沉淀。你能让别人把生命交付到你的手里，那是一种什么样的信任才能得到啊，这是其他任何一个行业与工种都无法企及的。女医生们在上班的时候是穿着工装的白衣天使，干练洒脱；换下白大褂，她们可以变成任何一类你所能想象得到的女人。于是，这就给优雅、精致、美丽的女医生平添了一份医生这个职业赋予她们的独特魅力。

没有谁比谁更高贵，
人生来都是平等的

很早以前我就喜欢选一些社交网站，在上面写写文字、贴贴照片，记录下自己生活的点点滴滴。我大概是从 2012 年开始接触微博的，至今已有近 6 个年头了。我的微博与普通医生微博的不同之处在于，除了必要的科普之外，更多的是向大众展现自己真实的生活。我玩微博的初衷，只是想给大家展现医生不一样的一面，让人们了解作为医生的另一种生活方式与生活态度。

也许在很多人眼里，医生总是给人一种冷冰冰、不苟言笑的感觉，终日躲在口罩、帽子后面，就像俄国作家契诃夫的小说《装在套子里的人》中的别里科夫那样，日复一日一板一眼、枯燥乏味地生活着。其实你们不知道，除了和患者、病历、福尔马林消毒药水打交道以外，医生们的生活，各有各的精彩纷呈，各自充满了丰富而鲜明的人生色彩。比如我们科的某位美女主任，曾经举办过个人油画展；三师弟他们科的某位帅哥教授，曾经成功登顶过喜马拉雅山脉的海拔为 8201 米的卓奥友峰。

所以不管我们怎样地生活化，都不妨碍我们成为患者眼里的好医生，这就够了！

经过这些年的努力，我在微博上也聚集了一些人气，有了点儿所谓的"粉丝"，通过互相之间的交流，很幸运地和其中一部分还成了朋友。我一直觉得互联网是一项伟大的发明，因为网络的存在，使得许多原先八竿子打不着、素昧平生的陌生人，由于共同的兴趣与爱好渐渐聚拢到了一起。即便是浓缩到医学界这样一个狭小的圈子里，也有北京、上海、浙江、广州等，内科、外科、病理、影像等来自不同地区、分属不同学科的医生们。

因为网络的存在、微博的诞生，我们聚集在了一起，有了属于我们自己的"微博医疗圈"，各类线上、线下活动精彩纷呈。几位公认的网络"大 V"们更是成了这个圈子里的领袖，组织各个领域的医生们集中起来为患者科普，分享各自专业的医疗知识，纠正大众对于医学常识存在的各种误区。

人与人之间的互动其实还是蛮有趣的，尤其是在网络当中。因为网络世界是虚无的，在那样的一个环境里，也许就可以卸下现实生活中的各种防备与伪装，展现的可能就是一个完全不同于以往的自我。大概因为我是射手座，性格较为率性、奔放；大概因为我是话痨，看到别人的评论就爱去回复。总之，在我看来，没有谁比谁更高贵，人生来都是平等的。

只要不是太过分太激烈的言论，互相交流一下无伤大雅。其实每个人的交际圈与生活空间都十分有限，通过微博这个交流平台，我认识了很多平时不可能有机会接触到的朋友。有些是警察法医，有些是空姐飞行员，有些是海关边检，有些是知名企业的精英白领，也有一些是白手起家、勇往直前的创业者，还有更多的是来自全国各地的医生。与他们的交流，很大程度上丰富了我的生活，甚至激励了我，改变了我的惰怠思想，让我对医疗圈之外的这个社会有了更为直接与广泛的认识。

2013 年通过微博这个平台，我认识了一位姑娘，年纪与我相仿，曾经供职于一家知名外企，凭借过人的 EQ 与 IQ 一路奋斗到品牌经理。很多人也许都会有这样的体会，在同一个地方待久了往往会产生惯性的懒散情绪。在同一个行业做久了难免会无法保持强烈的工作热情，这也许就是所谓的"瓶颈"时期。

她也一样，在原来的公司摸爬滚打若干年后，感觉自己逐渐丧失了初时的激情，甚至事业开始停滞不前。经过一番深思熟虑后，她毅然放弃了之前的职位、种种待遇，选择了自主创业，重新开始。

创业是一件苦差事，对男人是如此，更何况是女人。难能可贵的是，重新创业以后，她觉得似乎找回了当初的自己。就算每天都要工作到深夜，然后拖着疲惫不堪的身躯沉沉入睡，她也会觉得自己做的梦很香、很甜。因为现在的她，所做的一切都是为了自己。

　　我很少与网友从线上走到线下，但和她聊了几次却觉得分外投缘，于是互相约着喝茶、吃饭。了解了她的具体情况之后，我对她很是佩服。因为我根本无法想象人在一个熟悉的地方安逸惯了，居然还能踏出抛弃舒适、追求自我的一步，这需要很大的勇气也着实不易，也许这就是天性使然。

　　而我至今还在同一个熟悉得不能再熟悉的地方，继续享受着那份熟识与安逸，并且从来没有打算离开过。因为这地方有我热爱的事业，有我喜爱的同事，有太多关于我自己的青春回忆。以上种种都让我感到温暖，让我觉得难以割舍。而我未来的人生，将依旧选择在这个地方，把我的神经病学一路进行到底。

图书在版编目（CIP）数据

神经科医生有话要说 / 吴洵昳著 . -- 长春 : 吉林
科学技术出版社 , 2018.12（2019.4 重印）

ISBN 978-7-5578-4980-1

Ⅰ.①神… Ⅱ.①吴… Ⅲ.①神经系统疾病－防治
Ⅳ.① R741

中国版本图书馆 CIP 数据核字 (2018) 第 154370 号

神经科医生有话要说

著　　者　吴洵昳

策　　划　紫图图书ZITO®
监　　制　黄　利　万　夏
出 版 人　李　梁
责任编辑　赵　阳　解春谊
特约编辑　马　松　车　璐　谭希彤
开　　本　880 毫米 ×1230 毫米　1/32
字　　数　200 千字
印　　张　11
印　　数　12 001—15 000 册
版　　次　2018 年 12 月第 1 版
印　　次　2019 年 4 月第 2 次印刷

出　　版　吉林科学技术出版社
地　　址　长春市人民大街 4646 号
邮　　编　130021
网　　址　www.jlstp.net
印　　刷　北京嘉业印刷厂

书　　号　ISBN 978-7-5578-4980-1
定　　价　49.90 元